Advances in Medical and Surgical Cornea

角膜疾病药物和手术进展

（美）班尼·珍 编著

邵 毅 主译

中国科学技术出版社
·北 京·

图书在版编目（CIP）数据

角膜疾病药物和手术进展 /（美）班尼·珍编著；邵毅主译 . — 北京：中国科学技术出版社，2020.9

ISBN 978-7-5046-8344-1

Ⅰ . ①医… Ⅱ . ①班… ②邵… Ⅲ . ①角膜疾病－诊疗 Ⅳ . ① R772.2

中国版本图书馆 CIP 数据核字（2019）第 174512 号

First published in English under the title

Advances in Medical and Surgical Cornea; From Diagnosis to Procedure
edited by Bennie H. Jeng

Copyright © Springer-Verlag Berlin Heidelberg, 2014

This edition has been translated and published under licence from
Springer-Verlag GmbH, part of Springer Nature.

Springer-Verlag GmbH, part of Springer Nature takes no responsibility and shall not be made liable for the accuracy of the translation.

著作权合同登记号：01-2019-6786

策划编辑	孙若琪　崔晓荣
责任编辑	张晶晶
装帧设计	华图文轩
责任校对	焦　宁
责任印制	李晓霖

出　　版	中国科学技术出版社
发　　行	中国科学技术出版社有限公司发行部
地　　址	北京市海淀区中关村南大街 16 号
邮　　编	100081
发行电话	010-62173865
传　　真	010-62179148
网　　址	http://www.cspbooks.com.cn

开　　本	787mm×1092mm　1/16
字　　数	180 千字
印　　张	10
版　　次	2020 年 9 月第 1 版
印　　次	2020 年 9 月第 1 次印刷
印　　刷	河北鑫兆源印刷有限公司
书　　号	ISBN 978-7-5046-8344-1 / R·2447
定　　价	88.00 元

译者名单

主　译　邵　毅

主　审　刘祖国

编　委（以姓氏笔画排序）

石文卿	南昌大学第一附属医院
叶　蕾	南昌大学第一附属医院
叶鳞泓	北京大学人民医院
朱佩文	南昌大学第一附属医院
刘文凤	南昌大学第一附属医院
刘荣强	中山大学第三附属医院
刘祖国	厦门大学眼科研究所
刘康成	中南大学湘雅医院
孙　铁	南昌大学第一附属医院
苏　婷	厦门大学眼科研究所
李清海	南昌大学第一附属医院
杨启晨	香港中文大学眼科及视觉科学系
闵幼兰	南昌大学第一附属医院
邵　毅	南昌大学第一附属医院
林　启	南昌大学第一附属医院
周学智	中南大学湘雅医院
施　策	温州医科大学眼视光医院
袁　晴	南昌大学第一附属医院
陶文思	Bascom Palmer 眼科医院
龚滢欣	南昌大学第一附属医院
梁荣斌	南昌大学第一附属医院
葛倩敏	南昌大学第一附属医院
黎　彪	南昌大学第一附属医院

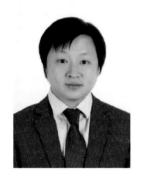

　　邵毅　博士毕业于中山大学中山眼科中心，美国 Bascom Palmer 眼科医院及厦门大学眼科研究所访问学者，江西省井冈学者、江西省赣江学者、江西省百千万人才、江西省杰出青年、南昌大学第一附属医院眼科副主任、硕导。目前为美国 ARVO 奖学金获得者、ARVO、AAO 会员、欧洲 EVER 会员。中国干眼协会委员、海医会眼科专委会委员、海归医师协会转化医学青委会副主任委员、中国微循环协会转化医学青委会副主任委员、中国智能眼科协会常务委员、中国医师学会眼科分会青年委员、病理学组委员、中国中药协会眼保健中医药技术委员、中华医学会临床流行病学和循证医学分会眼科专委会委员、中华预防医学会公共卫生眼科专委会委员、中国研究型医院协会神经眼科专委会委员、国家基金函审专家、江西省青年高层次储备人才、省远航工程培养对象、青年岗位能手、科技奖励评审专家、16 家 SCI 杂志副主编、编委、审稿专家。发表眼科 SCI 论著 140 余篇（第一 / 通讯 120 余篇），CSCD/ 北大核心期刊 220 余篇，述评 16 篇。主持国家自然科学基金、省自然基金重大项目、省重点研发重大项目等 32 项，在 ARVO、WOC 等国际大会发言 30 余次，获国家专利 15 项，主编眼科专著 22 部（中文 12 部、英文译著 10 部），参编卫生部教材 5 部、疾病专家共识 6 部，以第一完成人获得江西省科技进步二等奖、中国侨界贡献奖等。

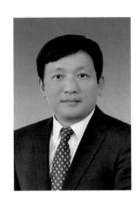

刘祖国 2002年度教育部长江学者特聘教授，2003年度国家杰出青年基金获得者，国家重点研发计划首席科学家，新世纪百千万人才工程国家级人才，卫生部有突出贡献的中青年专家。亚洲干眼协会主席、海峡两岸医药卫生交流协会眼科学专业委员会主任委员、眼表与泪液疾病学组组长、中国中药协会眼保健中医药技术专委会主任委员、亚洲角膜病协会理事、中华医学会及中国医师学会眼科学分会常委及角膜病学组副组长、中国老年医学眼科专业委员会名誉主任委员、中国生物医学工程学会组织工程与再生医学分会理事会常委、医疗器械工作委员会委员。《中华眼科杂志》等4家杂志副总编辑，*OcularSurface*等12家杂志编委。

获得国家科技进步奖二等奖3次、部省级科技进步奖一等奖8次，获得第八届中国青年科技奖、药明康德药物化学奖、中华眼科杰出成就奖、亚太眼科成就奖、中国优秀眼科医师及吴阶平医药创新奖。

译者序

　　角膜是最重要的屈光介质，而角膜病是我国最常见的致盲性眼病之一。运用新的技术来提高角膜疾病的诊断及治疗是我们眼科医生的职责。本书介绍了有关眼表和角膜外科诊断和管理的最新信息，特别关注了新技术对眼表疾病，如传染性角膜炎及眼部过敏等情况的诊断。详细描述了眼表成像和隐形眼镜等技术对角膜疾病治疗的新进展，同时还评估了角膜胶原交联技术对圆锥角膜和角膜扩张症的治疗效果。本书详细介绍了最新的眼表手术技术，包括前板层角膜移植术、内皮角膜移植术、角膜假体术和激光辅助穿透性角膜移植术等。此外，本书还讨论了眼库在推动角膜手术中的作用。

　　随着眼科新技术的发展，我国眼科医生对眼表疾病诊断和治疗新技术更新的了解需要一套详尽而具有指导意义的工具书，作为广大同行的参考和未来的眼科医生学习的资料。借此我衷心感谢本书的作者 Bennie H.Jeng 教授对我的理解，同意将他们的著作译为中文版在国内发行。我真诚地邀请了来自多地知名医院及医学院校的 10 余位译者，他们均有丰富的眼科临床教学经验及眼科学知识，在繁忙的工作学习之余花费了大量心力与我共同完成了本书的翻译，为眼表新技术在国内的推广与规范略尽绵薄之力。感谢他们的辛勤劳动与无私奉献！

　　不论作为临床眼科医生还是医学生，希望本书能为你们的工作和学习带来实际性帮助，成为你们解惑答疑、提升自我的良师益友，陪伴你们不断进步与成长。

　　译者在翻译过程中虽反复推敲请教，限于能力水平，译文中可能还存在疏漏之处，恳请广大眼科同仁批评指正！

编者序

　　最近十几年，角膜和眼表疾病领域发生了巨大变化。作为眼科医生，我们必须借助新技术去了解判断眼表疾病、传染性角膜炎和过敏性眼疾等眼病，并选择合适的治疗方式，此外，有许多新的工具可以帮助患者，助力患者康复，手术的护理技术和标准甚至已经发生改变，10 年前走进我们的办公室并且将为任何角膜疾病提供当时标准穿透性角膜移植术的同一患者现在可以获得不同且更好的技术，如前板层角膜移植术、内皮角膜移植术、角膜假体，甚至激光辅助穿透性角膜移植术。此外，由于隐形眼镜技术和胶原交联技术的进步，我们甚至可以帮助患者避免手术。随着角膜外科手术量的增加，眼库在促进程序和在某些情况下完全使手术成为可能的作用日益突出。

　　本书的写作目的是为相关专业人员提供医学和外科角膜疾病诊断和管理方面的最新信息，特别是新型技术领域。每一章都是由该领域的权威人士撰写的，他们与我们分享激情，为患者提供最佳和最先进的护理技术。我谨向这些作者表示衷心的感谢——给我们提供他们的专业知识，并为本书做出了巨大的贡献。我还要感谢 Springer Publishing 和他们的员工对本书的成形所作出的努力。最后，也是最重要的，我要感谢我的家人，因为他们无条件的爱和支持：我美丽的妻子琳达，我和琳达三个美丽的孩子 Cassie，Dailen 和 Garin 以及我爱的父母 Arco 和 Er-An，还有我亲爱的妹妹 Eileen。

Baltimore, MD, USA　　　　　　　　　　　　　　　　　　Bennie H. Jeng, MD, MS

目　录

第一章

眼干燥症的诊断与治疗

1.1 眼干燥症概述

眼干燥症（dry eye syndrome，DES）又称干眼症，是一种流行性疾病。美国各城市的基于人群的研究是利用问卷调查的方式来评估 DES 的患病率，并发现其患病率的估计值约占 15%。在世界各国进行的类似研究也产生了相似的估计值。退役军人体检中心（Veterans Affairs Medical Center, VAMC）研究发现，大约有 1/5 的男性退役军人被诊断为 DES，它是一种曾经被认为是以女性为主的疾病。总之，这些研究表明，DES 比糖尿病（约 8% 的美国人口）[全国糖尿病信息交换所（National Diabetes Information Clearing House, NDIC 2011）] 和心脏病（约 7% 的美国人口）更普遍 [疾病预防控制中心（Centers of Disease Control and Prevention, CDC 2007）]。

DES 发病率高。现已开发了一种干眼症对日常生活影响（impact of dry eye on everyday life，IDEEL）的问卷来评估 DES 的特异性发病率。通过该问卷调查的两项研究发现，干眼症状影响人们的日常生活和工作活动，并且对心理有负面影响。一项关于评估症状对日常活动影响的病例对照研究发现，DES 患者在阅读、进行专业工作、看电视和驾驶方面存在困难。效用评估表明，患有严重干眼症的患者在 Ⅲ / Ⅳ 级心绞痛等症状范围内具有效用评分。鉴于其患病率和发病率，DES 患者造访眼科护理诊所的主要原因并不令人意外，并且具有重大的成本影响。DES 在美国的经济负担估计每年接近 38 亿美元，间接成本估计超过 550 亿美元。

1.2 眼干燥征的诊断

尽管 DES 的患病率和发病率很高，但 DES 仍然是一种难以诊断的疾病，主要是由于缺乏该疾病定义的金标准。一些临床医生和研究人员根据症状来诊断疾病，而另一些学者则根据体征甚至症状和体征的结合来诊断本病。很少有临床医生会用对其他眼科疾病，如青光眼和年龄相关性黄斑变性（age-related macular degeneration，AMD）的方式来系统地筛查 DES。由于症状是判断 DES 发病率的主要来源，因此一项建议是让患者在就诊时填写几项有效的症状问卷，以评估其是否存在明显的症状。有两个有效的 DES 问卷可以被很好地应用，分别是眼表疾病指数量表（ocular surface disease index, OSDI）（12 题，0 ～ 100）（http://dryeyezone.com/encyclopedia/docµments/OSDI.pdf）和干眼病问卷 5（dry eye questionnaire 5, DEQ5）（5 题，0 ～ 22 分）（http://www.dryeyesmedical.com/diagnosis/diagnostic-questionnaires / deq-5.html）。

不幸的是，问卷中并非所有患有严重症状的患者都有 DES。因此，有严重症状的患者（OSDI 通常 ≥ 20 或 DEQ5 ≥ 12）需要进一步评估以确定其症状来源。首先，评估患者的环境暴露因素。某些环境暴露与 DES 的症状有关，包括工作暴露（毒素，化学物质），视频显示终端的使用以及使用持续气道正压通气 (continuous positive airway pressure, CPAP) 机器。如果通过视频显示终端有所发现，可能会解决某些暴露问题，如重新安装 CPAP 机器，随后消除症状。其次，引出患者用药史，特别注意可能影响到眼表的局部和（或）全身性治疗。在局部，众所周知青光眼药物会导致眼表疾病，从而导致干眼症状。以类似的方式，许多全身用药包括抗组胺药、抗抑郁药和抗焦虑药已被发现与 DES 相关。

对具有显著 DES 症状的患者，检查应从外部开始，评估皮肤异常，如红斑痤疮或脂溢性皮炎。如果存在这些异常，那么治疗皮肤异常是缓解症状的重要步骤，并

且与皮肤科医生的协调通常是有帮助的。其次，仔细检查眼部解剖结构非常重要，因为萨尔茨曼结节性退化。解剖异常会导致 DES 症状。有许多情况可以与 DES 相混淆，并且需要检查这些情况是否存在眼睑异常（睑外翻、睑内翻）、结膜异常（翼状胬肉、结膜松弛症）、上缘角膜结膜炎（superior limbic keratoconjunctivitis）和角膜病变（前基底膜疾病）（表 1-1）。具有上述情况的患者当治疗无效时，经常向眼部护理专家寻求 DES 诊断帮助。识别和解决这些解剖异常往往可以解除症状。除外部和解剖学因素之外，诊断 DES 的下一步是评估泪膜的哪一部分功能失调。泪膜是由脂质层、水液层和黏蛋白层组成的复杂流体（图 1-1）。大多数 DES 患者在一层以上的有功能障碍，虽然通常有一层受影响最大。例如，干燥综合征（Sjogren's syndrome，SS）或移植物抗宿主病（graft-versus-host disease，GVHD），患者通常是水溶液性泪液缺乏型（aqueous tear deficiency，ATD），而酒渣鼻患者通常是蒸发型干眼（evaporative dry eye，EDE）。由于这些信

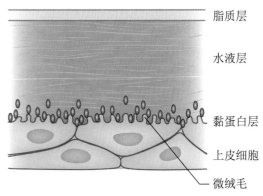

脂质层

水液层

黏蛋白层

上皮细胞

微绒毛

图 1-1　泪膜展示其复杂性的举例，具有脂质层、水液层、黏蛋白层结构（使用经 Allergan 许可）

表 1-1 可能模拟眼干燥的病症

眼睑异常

睑外翻

眼睑内翻

眼睑闭合不全

软性眼睑综合征

结膜异常

睑裂斑

翼状胬肉

小梁切除术

上缘角膜结膜炎

结膜松弛症

角膜病

前基底膜病

复发性侵蚀综合征

息对治疗有影响，因此可使用几个测试来评估泪液功能（表 1-2）。

有或无麻醉的泪液分泌试验（Schirmer's test，SIT）可用于评估泪液生产量（图 1-2），而泪膜破裂时间（tear break-up time，BUT）和睑板腺参数评分可用于评估脂质层的组成和功能（图 1-3）。其他测试，如测量泪液渗透压，可以对泪液健康状况进行全面评估，因为高渗透性被认为是疾病病理生理学中的关键因素（图 1-4）。然而，重要的是要明白，没有一种试验可以完美地反映泪液功能，并且由于测试的方法学和泪膜的动态生物学，其结果可能大不相同。关于前者，BUT 会因放置在眼中的荧光素量而显著变化。关于后者，连续 3 次测量同一个体时，泪液渗透压值可能会有很大差异，这一发现表明存在眼表不稳定性。尽管有这些限制，但是通过测量一些或全部的这些参数，仍可以获得泪液功能的一般"格式塔"。

目前正在评估新的测试方法，以便更好地评估泪膜的动态状态，包括功能性视力（functional visual acuity，FVA）测试和评估连续地形图像（泪膜稳定性分析系统）。但是，这些较新的测试在临床领域并未广泛使用。

干涉测量是另一种可以用来评估脂质

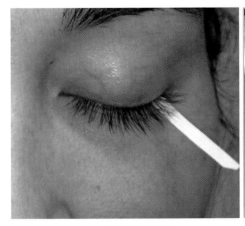

A. 泪液分泌试验

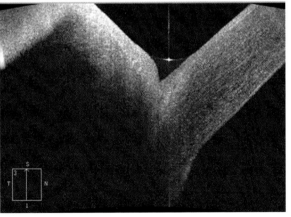

B. 眼前节相干断层扫描

图 1-2 在干眼症（DES）中常用的评估泪液成分的试验

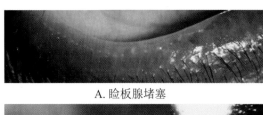

A. 睑板腺堵塞

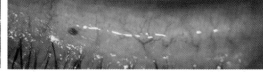

B. 眼睑血管

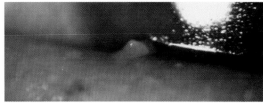

C. 睑脂质量

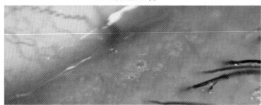

D. 睑缘"泡沫样泪液"

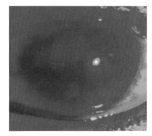

E. 泪膜破裂时间

图 1-3　常用于 DES 的测试，以评估眼泪的脂质成分。例如，形态学评估可包括下眼睑睑板腺孔堵塞程度（0，无；1，小于 1/3 睑板受累；2，1/3 ～ 2/3 受累；3，大于 2/3 睑板受累），眼睑血管程度（0，无；1，轻度充血；2，中度充血；3，严重充血）和睑脂质量（0，清澈；1，浑浊；2，粒状；3，膏状；4，无睑脂提取）。睑脂蛋白的表达可以用棉签涂抹器或睑板腺评估器进行，该装置对下眼睑的外皮施加均匀的压力

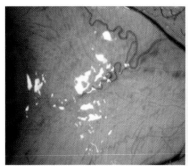
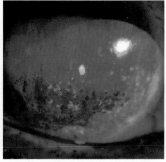
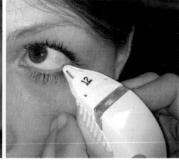

图 1-4　常用于 DES 的测试，以评估全球眼表健康。例如，角膜染色评分可以通过评估角膜不同部分（上，下，鼻，颞，中央）的染色或通过指定严重程度的总评分［国际干眼指南（International Dye Eye Workshop, DEWS 2007a）］来生成。类似的可以用于结膜染色

表 1-2　用于评估泪液和眼表健康的常用测试

眼球健康评估

泪渗透压（TearLab，San Diego，CA）

角膜染色

结膜染色

泪膜碎片

肌动蛋白丝的存在

角膜成像（地形图，断层扫描）存在不规则散光

基质金属蛋白酶 -9（InflammaDry, Rapid Pathogen Screening, Sarasota, FL）

泪液功能

Schirmer 试验

下半月板体积（裂隙灯检查或眼部相干断层扫描）

脂质层功能

泪膜破裂时间

睑脂质量

睑板腺阻塞

眼睑血管

"泡沫样泪液"

干涉仪（LipiView，Tear Science，Morrisville，NC）

层健康的测试。在这种技术中，干涉条纹是由在泪膜的空气 - 脂质和脂质 - 水性界面反射的光产生的。来自泪液表面的这种镜面反射被数字化地成像和记录。一些研究人员开发了分级模式来解释记录的图像，其中大部分侧重于条纹图案的均匀性。总体而言，研究表明，较厚的脂质层与更大的泪膜稳定性相关联，并且均匀性地丧失表明泪膜不稳定性。LipiView®（Tear Science，Morrisville，NC）是一种商用干涉仪，作为 Tear Science 诊断和治疗系统

的一部分（如下所述）。

可用于评估眼表炎症存在的另一项辅助性研究是 InflammaDry ™检测（快速病原体筛查，Sarasota，FL）。该测试可检测泪膜中基质金属蛋白酶 -9（matrix metalloprotein-ase-9，MMP-9）的升高水平。MMP-9 是一种非特异性炎症标志物，已被发现在各种眼表疾病和角膜溃疡中升高。该测试的一个优点是它的简易性和快速性；将涂药器放置在下部结膜内以取样泪液，结果在 10min 内可用。然而，一个限制是测试结果以二进制方式报道：两行表示 MMP-9 水平升高；一行表示正常水平。

更新的数据表明，DES 可能是角膜神经病变的一种表现，应考虑角膜感觉的评估，特别是广泛角膜染色和轻微疾病症状的患者。可用的技术包括更优质的棉签，它可以比较眼睛和更加定量的 Cochet-Bonnet 感觉计（法国沙特尔的 Luneau Ophthalmologie）之间的感觉。Belmonte（1999）开发了一种非接触式气体流量计，可以测量机械、热和化学刺激的角膜阈值。不幸的是，这种测厚仪并没有在市场销售，只有四种改良版本的仪器可以在全球范围内使用。

另一种可用于研究角膜神经的市售工具是共聚焦显微镜（Confoscan 4，Nidek，Fremont，California）。体内共聚焦显微镜可用于对下基底丛中的角膜神经进行成像。几项研究发现 DES 患者的角膜神经形态异常，包括神经迂曲度增加，纤维减少和珠样病变密度增高。然而，这种测试尚

处于起步阶段，目前尚不清楚神经成像在DES诊断和治疗中的作用。

1.3　治疗眼干燥症

1.3.1　眼表保护

DES 的治疗包括基于异常位置的梯形方法（图 1-5）。治疗 ATD 的第一步是用人工泪液保护眼表。有几种可供选择的不同黏度、聚合物材料（甲基纤维素，丙二醇，甘油，聚乙烯醇）和防腐剂等产品。此外，一些产品还包括其他药物，例如脂质替代物［例如 Soothe（Bausch & Lomb，Rochester NY），Systane balance（Alcon，Fort Worth TX）］，而另一些产品则具有诸如低渗透压浓度之类的性质。完整的人工泪液的特性和防腐剂的完整清单可以在网站 http://www.dryeyezone.com/encyclopedia/lubricants.html 获取。一般而言，如果患者每天需要服用 4 次以上，则应考虑无防腐剂的选择。症状更严重的患者应考虑使用黏度较高的药物，尽管这些药物会导致视觉更加模糊。此外，凝胶和软膏可用于持续症状患者的夜间使用。

1.3.2　治疗炎症

ATD 治疗的下一步是针对炎症。炎症已被证明是 DES 中的关键致病因素。T 细胞，炎症细胞标志物［人类白细胞抗原（HLA）DR］，炎症细胞因子［白细胞介素（IL）-1、IL-6，肿瘤坏死因子（TNF）以及趋化因子（IL-8（CXCL8）］全部在干眼症患者的眼表上被发现。因此炎症治疗的一个重要途径。虽然外用皮质类固醇是一种有效的治疗方法，但其在白内障形成和眼压升高的副作用上限制了它们在慢性病中的使用。0.05% 的环孢素（Restasis，Allergan，Irvine CA）是美国唯一获得美国食品药物管理局（Food and Drug Administration，FDA）批准的用于 DES 的产品。一些临床试验证明局部使用环孢素可改善症状，体征和炎症细胞标记物。对于免疫介导的眼部炎症患者，如移植物抗宿主病（graft-ver-sus-host disease，GVHD）患者，可以考虑使用较高浓度（0.5%，2%）复合的环孢素。其他用于 DES 的抗炎药正在进行评估，但尚未获得 FDA 批准。局部使用的托法替尼是一种 JAK 激酶抑制剂，是 I／II 期试验中已经在 DES 患者中测试过的一种药物。虽然该药剂未达到其主要终点效力，但在眼表症状和副作用方面，托法替尼优于环孢素乳剂。然而，这两种药物在降低角膜染色方面均不比赋形剂更加显著有效。

1.3.3　泪小点阻塞

治疗 ATD 的另一种方法是暂时或永久性堵塞泪点。尽管原发性和可能不可逆的 ATD 患者如 GVHD、SS 或放射性角膜病变（radiation keratopathy）患者应考虑这种选择，但伴有 LTD 和（或）明显的眼表炎症的患者对手术的积极性却较低。这是因为泪点可能是从眼表消除细胞和可溶性炎症介质的一个途径，并且它们的堵塞会加剧疾病。

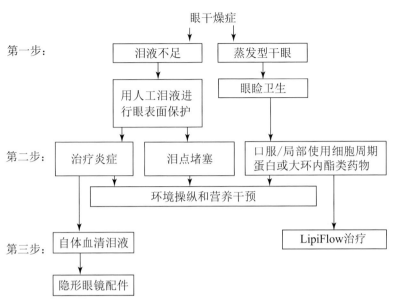

图 1-5　眼干燥症治疗的运算法则

1.3.4　治疗眼睑疾病

LTD 的一线治疗是眼睑卫生（图 1-5）。这个过程包括加热眼睑并按摩睑板腺开口。有许多不同的方法来执行这个程序，包括将婴儿洗发水加入温水或将装满大米的加热袜子敷在眼睑上。治疗反应的主要障碍是患者的依从性，因为许多患者在停止治疗之前只是在短时间内很热情地遵循指示。因此，重要的是要强调，眼睑卫生必须纳入患者的日常生活中，如在浴室镜子上放一张纸条作为提醒，直到该程序固定为止。

口服或局部使用细胞周期蛋白或大环内酯类药物是 LTD 的二线治疗。多西环素 20 ～ 100 mg 每日 1 ～ 2 次或米诺环素 50 ～ 100 mg 每日 1 次可用于不同的时间长度（通常至少 1 个月）。向患者咨询治疗的潜在副作用是非常重要的，这些副作用包括但不限于胃肠不适和光敏性。阿奇霉素是一种替代药物，可用于局部或口服治疗泪液脂质异常。然而，重要的是要记住口服阿奇霉素的罕见但严重的副作用是心脏传导阻滞（FDA，2013）。局部使用 1% 阿奇霉素可以每日 2 次用作 LTD 的标签外治疗，通常与口服药物时间长度相似（Luchs，2008）。

四环素衍生物可能通过其抗菌和抗炎特性影响脂质缺乏。已有研究显示，多西环素可下调促炎症细胞因子和趋化因子的表达，并抑制 MMP 的活性。

治疗 LTD 的更新选择是 LipiFlow® 热脉动系统（Tear Science，Morrisville，NC）。该装置有两个臂、一个干涉仪（LipiView®）用于辅助 LTD 和治疗臂（LipiFlow）的诊断。干涉仪照亮泪膜并测量反射光的干涉图案。该模式通过设备附带的软件进行分析，并生成脂质层的厚度测量值。然后软件根据干涉测量的厚度和模式建议是否进行 LipiFlow 治疗。LipiFlow 使用热量和柔和的脉动压力来解除睑板腺阻塞的过程，目的是恢复脂质层的自然生成。21 例接受 LipiFlow 治疗的 LTD 患者治疗后 1 个月和 9 个月的症状均有所改善，睑板腺分泌评分（meibomian gland secretion scores，MS）和 BUT 也有改善。然而，其目前的用途主要受治疗费用的限制，因为患者通常必须自费支付手术费用。

1.3.5　营养考虑

有流行病学支持认为，营养可以影响干眼症状，低水平的抗氧化剂是一个危险因素，ω-3 脂肪酸（fatty acids，FA）水平升高是干眼症的保护因素。ω-3 和 ω-6FA 口服补充剂的多中心盲试随机试验发现结膜炎症显著下降，正如治疗组在治疗 3 个月后用 HLA-DR 阳性细胞的百分比测量的那样。这些发现综合起来表明，所有有症状的 DES 患者都可以使用膳食补充抗氧化剂和 ω-3FA 作为干眼症治疗的佐剂。ω-3FA 可通过多种机制改善泪液的健康状况，包括影响炎症和调节睑脂质量。关于炎症，发现 ω-3FA 可阻断促炎性花生酸类和细胞因子（IL-1 和 TNF）的产生。关于睑脂质量，一项关于 SS 女性的研究发现，基于 ω-3 摄入量的极性脂质分布存在差异。

1.3.6　顽固性干眼症

干眼症可能是一种难治性疾病，有些患者在尝试上述所有治疗方法后症状仍继续恶化。在这些患者中，支持使用自体血清眼泪和（或）隐形眼镜来减轻疾病的发病率。通过抽取患者的血液并通过离心分离其组分来产生自体泪液。除去血清组分并与氯化钠混合以产生每日给药 4 次的可变浓度（通常 20%～100%）的血清泪液。据报道血清泪液含有生长因子、抗炎分子和其他有助于传播其效应的蛋白质。一些试验显示，使用血清泪液可改善 DES 的症状和体征。凯萨医疗机构（Kaiser Permanente）针对北加利福尼亚州自体血清泪液治疗患者的一项回顾性研究显示，在开始治疗后 3 个月内随访的 30 例患者中，16 例报道 DES 症状减少，12 例角膜染色改善。此外，局部润滑剂和皮质类固醇的使用减少。严重 DES 患者的另一种选择是使用 PROSE 镜片（Boston Foundation for Sight，Boston MA）（图 1-6）。PROSE 镜片是根据客户要求设计定制的，可以在角膜上拱起并保持眼球表面持续液体供应。这种选择通常提供给那些严重的 ATD 患者，如 GVHD 和放射性角膜病变患者。这种镜片改善了 33 例对常规治疗无反应的 GVHD 患者的症状和生活质量。图 1-6 为人眼替代眼表生态系统（prosthetic replacement of the ocular surface ecosystem，PROSE）镜片示意图。

结论

尽管已经了解了 DES 的病理生理学知识，但仍有许多关于泪膜生理学和病理生理学未解答的问题。一个知识缺口往往是为什么疾病的症状和体征不相互对应的原因。许多患者有严重的 DES 症状和几乎正常的泪膜指数，以及没有其他症状但极不健康的眼表。了解疾病症状和体征之间的差异很重要，因为它会导致新的诊断标准和治疗算法。需要积极研究的其他领域包括睑脂质特性及其对脂质健康的影响、黏蛋白在 DES 中的作用、眼表的炎症途径和疾病存在时的渗透压。虽然更需要了解 DES 病理生理学和治疗方法，但重要的是眼科护理提供者必须承认 DES 是一种真正的疾病，并制定筛查和治疗算法，以系统性地治疗患者。

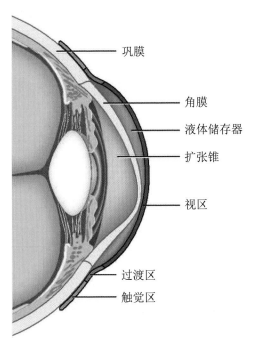

图 1-6　人眼替代眼表生态系统镜片示意图

巩膜

角膜
液体储存器
扩张锥

视区

过渡区
触觉区

参考文献

［1］Anwar Z, Wellik SR, Galor A. Glaucoma therapy and ocular surface disease: current literature and recommendations. Curr Opin Ophthalmol. 2013;24（2）:136–43.

［2］Bandeen-Roche K, Munoz B, Tielsch JM, et al. Self- reported assessment of dry eye in a population-based setting. Invest Ophthalmol Vis Sci. 1997;38（12）:2469–75.

［3］Begley CG, Chalmers RL, Mitchell GL, et al. Characterization of ocular surface symptoms from optometric practices in North America. Cornea. 2001;20（6）:610–8.

［4］Belmonte C, Acosta MC, Schmelz M, Gallar J. Measurement of corneal sensitivity to mechanical and chemical stimulation with a CO_2 esthesiometer. Invest Ophthalmol Vis Sci. 1999;40（2）:513–9.

［5］Brewitt H, Sistani F. Dry eye disease: the scale of the problem. Surv Ophthalmol. 2001;45 Suppl 2:S199–202.

［6］Brignole F, Pisella PJ, De Saint Jean M, et al. Flow cytometric analysis of inflammatory markers in KCS: 6-month treatment with topical cyclosporin A. Invest Ophthalmol Vis Sci. 2001;42（1）:90–5.

［7］Brignole-Baudouin F, Baudouin C, Aragona P, et al. A multicentre, double-masked, randomized, controlled trial assessing the effect of oral supplementation of omega-3 and omega-6 fatty acids on a conjunctival inflammatory marker in dry eye patients. Acta Ophthalmol. 2011;89（7）:e591–7.

［8］Bulbulia A, Shaik R, Khan N, et al. Ocular health status of chemical industrial workers. Optom Vis Sci. 1995;72（4）:233–40.

［9］CDC（Centers for Disease Control）. Prevalence of heart disease – United States, 2005. MMWR Weekly. 2007;56（06）:113–18. Retrieved from http://www.cdc. gov/mmwr/preview/mmwrhtml/mm5606a2.htm .

［10］Cejkova J, Ardan T, Simonova Z, et al. Decreased expression of antioxidant enzymes in the conjunctival epithelium of dry eye（Sjogren's syndrome）and its possible contribution to the development of ocular surface oxidative injuries. Histol Histopathol. 2008;23（12）:1477–83.

[11] Cermak JM, Papas AS, Sullivan RM, et al. Nutrient intake in women with primary and secondary Sjogren's syndrome. Eur J Clin Nutr. 2003;57（2）:328–34.

[12] Chia EM, Mitchell P, Rochtchina E, et al. Prevalence and associations of dry eye syndrome in an older population: the Blue Mountains Eye Study. Clin Experiment Ophthalmol. 2003;31（3）:229–32.

[13] Dalmon CA, Chandra NS, Jeng BH. Use of autologous serum eyedrops for the treatment of ocular surface disease: first US experience in a large population as an insurance-covered benefit. Arch Ophthalmol. 2012;130（12）:1612–3.

[14] DEWS（International Dry Eye WorkShop）. Methodologies to diagnose and monitor dry eye disease: report of the Diagnostic Methodology Subcommittee of the International Dry Eye WorkShop（2007）. Ocul Surf. 2007;5（2）:108–52.

[15] DEWS（International Dry Eye WorkShop）. The defintion and classification of dry eye disease: report of the Defi nition and Classifi-cation Subcommittee of the International Dry Eye WorkShop（2007）. Ocul Surf. 2007;5（2）:75–92.

[16] FDA（US Food & Drug Administration）. FDA Drug Safety Communication: azithromycin（Zithromax or Zmax）and the risk of potentially fatal heart rhythms. 2013. Retrieved from: http://www.fda.gov/drugs/drugsafety/ucm341822.htm .

[17] Foulks GN, Bron AJ. Meibomian gland dysfunction: a clinical scheme for description, diagnosis, classification, and grading. Ocul Surf. 2003;1（3）:107–26.

[18] Galor A, Feuer W, Lee DJ, et al. Prevalence and risk factors of dry eye syndrome in a United States veterans affairs population. Am J Ophthalmol. 2011;152（3）:377–84. e2.

[19] Galor A, Feuer W, Lee DJ, et al. Depression, posttraumatic stress disorder, and dry eye syndrome: a study utilizing the national United States Veterans Affairs administrative database. Am J Ophthalmol. 2012;154（2）:340–6.e2.

[20] Goto E, Ishida R, Kaido M, et al. Optical aberrations and visual disturbances associated with dry eye. Ocul Surf. 2006;4（4）:207–13.

[21] Greene JB, Jeng BH, Fintelmann RE, Margolis TP. Oral azithromycin for the treatment of meibomitis. JAMA Ophthalmol. 2014;132（1）:121–2.

[22] Greiner JV. A single LipiFlow（R）Thermal Pulsation System treatment improves meibomian gland function and reduces dry eye symptoms for 9 months. Curr Eye Res. 2012;37（4）:272–8.

[23] Gumus K, Crockett CH, Rao K, et al. Noninvasive assessment of tear stability with the tear stability analysis system in tear dysfunction patients. Invest Ophthalmol Vis Sci. 2011;52（1）:456–61.

[24] Hayirci E, Yagci A, Palamar M, et al. The effect of continuous positive airway pressure treatment for obstructive sleep apnea syndrome on the ocular surface. Cornea. 2012;31（6）:604–8.

[25] Hikichi T, Yoshida A, Fukui Y, et al. Prevalence of dry eye in Japanese eye centers. Graefes Arch Clin Exp Ophthalmol. 1995;233（9）:555–8.

[26] Huang JF, Yafawi R, Zhang M, et al. Immunomodulatory effect of the topical ophthalmic Janus kinase inhibitor to facitinib（CP-690,550）in patients with dry eye disease. Ophthalmology. 2012;119（7）:e43–50.

[27] Igami TZ, Holzchuh R, Osaki TH, et al. Oral azithromycin for treatment of posterior blepharitis. Cornea. 2011;30（10）:1145–9.

［28］Ishida R, Kojima T, Dogru M, et al. The application of a new continuous functional visual acuity measurement system in dry eye syndromes. Am J Ophthalmol. 2005;139（2）:253–8.

［29］Jacobs DS, Rosenthal P. Boston scleral lens prosthetic device for treatment of severe dry eye in chronic graftversus-host disease. Cornea. 2007;26（10）:1195–9.

［30］Kaufman HE. The practical detection of mmp-9 diagnoses ocular surface disease and may help prevent its complications. Cornea. 2013;32（2）:211–6. 1

［31］Kojima T, Ishida R, Dogru M, et al. The effect of autologous serum eyedrops in the treatment of severe dry eye disease: a prospective randomized case-control study. Am J Ophthalmol. 2005;139（2）:242–6.

［32］Lee AJ, Lee J, Saw SM, et al. Prevalence and risk factors associated with dry eye symptoms: a population based study in Indonesia. Br J Ophthalmol. 2002;86（12）:1347–51.

［33］Lekhanont K, Rojanaporn D, Chuck RS, Vongthongsri A. Prevalence of dry eye in Bangkok, Thailand. Cornea. 2006;25（10）:1162–7.

［34］Liew SH, Nichols KK, Klamerus KJ, et al. Tofacitinib（CP-690,550）, a Janus kinase inhibitor for dry eye disease: results from a phase 1/2 trial. Ophthalmology. 2012;119（7）:1328–35.

［35］Luchs J. Effi cacy of topical azithromycin ophthalmic solution 1% in the treatment of posterior blepharitis. Adv Ther. 2008;25（9）:858–70.

［36］McCarty CA, Bansal AK, Livingston PM, et al. The epidemiology of dry eye in Melbourne, Australia. Ophthalmology. 1998;105（6）:1114–9.

［37］Miljanovic B, Trivedi KA, Dana MR, et al. Relation between dietary n-3 and n-6 fatty acids and clinically diagnosed dry eye syndrome in women. Am J Clin Nutr. 2005;82（4）:887–93.

［38］Miljanovic B, Dana R, Sullivan DA, Schaumberg DA. Impact of dry eye syndrome on vision-related quality of life. Am J Ophthalmol. 2007;143（3）:409–15.

［39］Moss SE, Klein R, Klein BE. Prevalence of and risk factors for dry eye syndrome. Arch Ophthalmol. 2000;118（9）:1264–8.

［40］Munoz B, West SK, Rubin GS, et al. Causes of blindness and visual impairment in a population of older Americans: The Salisbury Eye Evaluation Study. Arch Ophthalmol. 2000;118（6）:819–25.

［41］NDIC（National Diabetes Information Clearing House）. National Diabetes Statistics. 2011. Retrieved from http:// diabetes.niddk.nih.gov/dm/pubs/statistics/#allages .

［42］Pouyeh B, Viteri E, Feuer W, et al. Impact of ocular surface symptoms on quality of life in a United States veterans affairs population. Am J Ophthalmol. 2012;153（6）:1061–66.e3.

［43］Rajagopalan K, Abetz L, Mertzanis P, et al. Comparing the discriminative validity of two generic and one disease - specific health-related quality of life measures in a sample of patients with dry eye. Value Health. 2005;8（2）:168–74.

［44］Rosenthal P, Borsook D. The corneal pain system. Part I: the missing piece of the dry eye puzzle. Ocul Surf. 2012;10（1）:2–14.

［45］Rosenthal P, Baran I, Jacobs DS. Corneal pain without stain: is it real? Ocul Surf. 2009;7（1）:28–40.

［46］Sahai A, Malik P. Dry eye: prevalence and attributable risk factors in a hospital-based population. Indian J Ophthalmol. 2005;53（2）:87–91.

［47］Sall K, Stevenson OD, Mundorf TK, Reis BL. Two multicenter, randomized studies of the efficacy and safety of cyclosporine ophthalmic emulsion in moderate to severe dry eye disease. CsA Phase 3 Study Group. Ophthalmology. 2000;107（4）:631–9.

［48］Schein OD, Munoz B, Tielsch JM, et al. Prevalence of dry eye among the elderly. Am J Ophthalmol. 1997;124（6）:723–8.

［49］Schiffman RM, Walt JG, Jacobsen G, et al. Utility assessment among patients with dry eye disease. Ophthalmology. 2003;110(7):1412–9.

［50］Shimmura S, Shimazaki J, Tsubota K. Results of a population- based questionnaire on the symptoms and lifestyles associated with dry eye. Cornea. 1999; 18（4）:408–11.

［51］Stevenson D, Tauber J, Reis BL. Effi cacy and safety of cyclosporin A ophthalmic emulsion in the treatment of moderate-to-severe dry eye disease: a dose-ranging, randomized trial. The Cyclosporin A Phase 2 Study Group. Ophthalmology. 2000;107（5）:967–74.

［52］Stevenson W, Chauhan SK, Dana R. Dry eye disease: an immune-mediated ocular surface disorder. Arch Ophthalmol. 2012;130（1）:90–100.

［53］Sullivan BD, Cermak JM, Sullivan RM, et al. Correlations between nutrient intake and the polar lipid profi les of meibomian gland secretions in women with Sjogren's syndrome. Adv Exp Med Biol. 2002;506（Pt A）:441–7.

［54］Tomlinson A, Khanal S. Assessment of tear film dynamics: quantifi cation approach. Ocul Surf. 2005;3（2）:81–95.

［55］Tomlinson A, Bron AJ, Korb DR, et al. The international workshop on meibomian gland dysfunction: report of the diagnosis subcommittee. Invest Ophthalmol Vis Sci. 2011;52（4）:2006–49.

［56］Uchino M, Dogru M, Uchino Y, et al. Japan Ministry of Health study on prevalence of dry eye disease among Japanese high school students. Am J Ophthalmol. 2008a;146（6）:925–9.e2.

［57］Uchino M, Schaumberg DA, Dogru M, et al. Prevalence of dry eye disease among Japanese visual display terminal users. Ophthalmology. 2008b;115（11）: 1982–8.

［58］Urzua CA, Vasquez DH, Huidobro A, et al. Randomized double-blind clinical trial of autologous serum versus artificial tears in dry eye syndrome. Curr Eye Res. 2012;37（8）:684–8.

［59］Villani E, Magnani F, Viola F, et al. In vivo confocal evaluation of the ocular surface morpho-functional unit in dry eye. Optom Vis Sci. 2013;90（6）:576–86.

［60］Yu J, Asche CV, Fairchild CJ. The economic burden of dry eye disease in the United States: a decision tree analysis. Cornea. 2011;30（4）:379–87.

［61］Zhang X, Chen Q, Chen W, et al. Tear dynamics and corneal confocal microscopy of subjects with mild self- reported office dry eye. Ophthalmology. 2011; 118（5）:902–7.

［62］Zuskin E, Mustajbegovic J, Schachter EN, et al. Respiratory findings in workers employed in the brick- manufacturing industry. J Occup Environ Med. 1998;40（9）:814–20.

第二章

感染性角膜炎的诊断与治疗进展

2.1　引言

　　各种形式的感染性角膜炎都给患者和社会带来了沉重的经济负担。虽然角膜溃疡的简单治疗费用从印度的不到 100 美元（高于平均月工资）到澳大利亚的超过 1000 美元不等，但严重视力损失的治疗和随后的视力康复会使这些费用增加到数千美元甚至更多。此外，最常见的患者工龄 3 ～ 4 年，失去的工资和生产力不仅会在治疗期间产生影响，而且如果有严重的视力损失会导致数十年的严重损失。传染性角膜炎的发病率存在着非常显著的差异，主要取决于一个地区的经济发展，而这又反过来影响到许多已知的危险因素，包括隐形眼镜的佩戴率、职业、家庭卫生和环境卫生等。据估计，美国明尼苏达州奥姆斯特德县地区在 1950—1980 年期间发病率已从 0.25/ 万人年上升到 1.0/ 万人年，尽管这是 Jeng 等最近的一项研究，在加州北部，1999 的发病率为 2.76/ 万人年。相反，印度南部的 1993 年的发病率估计为 11.3/ 万人年，每年可能影响 80 多万人。此外，最终视力在很大程度上取决于及时诊断和

治疗，在保健资源有限的地区，诊断和治疗率相对较低。在保健系统比较发达的地区，比率达到了相对合理的结果，近 90% 的人的最佳矫正视力将保持在 20/40 以上，而且失明是罕见的。

　　对相关危险因素的了解是诊断、处理和预防感染性角膜炎不可或缺的因素。在发展中国家，创伤是主要的危险因素，加上环境暴露，真菌性角膜炎占主导地位。在发达国家，与农业和工作有关的创伤并不常见，接触镜相关角膜炎约占所有病例的 1/3。因此，这些细菌性角膜炎的预后越好，在这些地区，棘阿米巴角膜炎在较小程度上将失明的优势转换到单纯疱疹性病毒性角膜炎。对于非病毒性角膜炎，最重要的是通过迅速、有效地根除致病病原体和及时诊断来控制炎症，从而限制角膜瘢痕的形成。

2.2　诊断

　　诊断潜在感染性角膜炎最重要的一步是认识到感染的风险。根据病史应该识别感染的情况，包括任何可能提示感染和潜

在病因的特定危险因素，主要是为了明确是否需要特殊的培养或其他诊断性干预措施，而不是常规治疗（表2-1）。例如，大多数细菌感染有一个快速的、逐渐严重的临床过程，而非典型的分枝真菌和寄生虫感染通常进展较慢，但在后期可能更痛苦。单纯疱疹性角膜炎患者常有口腔或生殖器病变史和复发性红眼或角膜炎病史。既往治疗失败，特别是抗菌和抗病毒治疗失败，在临床耐药性不常见的情况下，应直接怀疑其他类型的病原体。

临床检查也可能有帮助，虽然棘阿米巴和疱疹病毒感染在不同阶段可能类似于其他病原体以及非感染性角膜炎。然而，多项研究证实了单纯根据病史和临床表现进行经验性治疗的缺陷，但它们可能在缺乏实证研究的情况下为治疗提供方向。事先使用皮质类固醇将显著改变任何类型的感染性角膜炎患者的外观和预后，并应时刻观察其临床表现。角膜刮片为检查提供了极少量的标本，因此，在研究中需要仔细的分配，以尽可能获得最高的产量。标准测试包括革兰氏染色和吉姆萨染色，直接电镀细菌用血琼脂、巧克力琼脂及沙保罗葡萄糖琼脂（图2-1），不使用抗真菌添加剂进行真菌分离，也不使用液体培养基或其他厌氧生物培养基。角膜表层刮片的获取可以使用海藻酸钙拭子或金属工具（如铂刮刀或手术刀片），其产量应当相等。

2.2.1 细菌

在发达国家，最常见的角膜感染是由细菌引起的，通常表现为单一的化脓性病变，伴有明显的疼痛、畏光和眼内炎症（图2-2）。有眼表损害史、慢性皮质类固醇使用史、眼科手术史和（或）隐形眼镜佩戴史，应首先考虑是由细菌引起的。除了简单的细菌检测外，革兰染色应有助于指导治疗，因为大多数抗菌药物都对革兰阳性或革兰阴性结果所鉴定的细菌细胞壁类型起作用。不幸的是，许多研究表明，随后的培养结果相关性很差，这使得革兰染色在这方面并不可靠，在未经治疗的溃疡中，标准检测方法应能在大约70%的病例中产生一个有机体。在长期使用皮质类固醇治

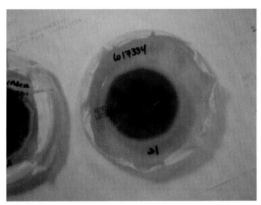

图2-1 沙保罗琼脂上链格孢菌角膜炎分离菌株的亚培养菌落

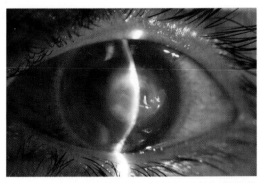

图2-2 急性化脓性角膜接触镜相关性假单胞菌角膜溃疡

表 2-1　感染性角膜炎诊断试验

微生物	染色	培养基	PCR 靶标	共聚焦显微镜
细菌				
需氧菌	革兰氏染色 吉姆萨染色 吖啶橙染色	血培养 巧克力培养 肉汤（硫胶质、优质蛋白等）	16 s RNA	无，除了特定的病变，如感染性结晶性角膜病变
厌氧菌	革兰氏染色 吉姆萨染色 吖啶橙染色	血（厌氧培养） 肉汤（硫胶质、优质蛋白等）	16 s RNA	无
分枝杆菌	抗酸染色 姜 - 尼抗酸染色	罗氏培养基 7H11 培养基	16 s RNA	无
诺卡菌属	吉姆萨染色 抗酸染色	带酵母的炭疽琼脂 活性炭酵母提取物（BCYE） 沙保罗葡萄糖 琼脂（SDA）斜面培养基（图 2-1）	Hsp65 16sRNA	有
真菌				
酵母菌	吉姆萨染色 过碘酸 - 雪夫染色 钙荧光白染色	SDA 与氯霉素或者庆大霉素 脑心浸液（BHI） 血液（25℃）	18 s rRNA 28 s rRNA ITS	有
丝状真菌	吉姆萨染色 钙荧光白染色 吖啶橙染色 戈莫里六胺银染色 氢氧化钾溶液	氯霉素或庆大霉素 脑心浸液（BHI） 血液（25℃）	18 s rRNA 28 s rRNA ITS	有
病毒				
单纯疱疹病毒	直接荧光抗原染色（DFA） 疱疹皮肤试验	人体细胞系（A 549，MRC-5，其他） 血清分型	胸苷激酶 DNA 多聚酶	无
腺病毒	间接荧光染色	人体细胞系 血清分型	六邻体蛋白 纤毛蛋白	无
寄生虫				
棘阿米巴虫	吉姆萨染色 钙荧光白染色 吖啶橙染色 氢氧化钾 苏木精 - 伊红	细菌覆盖的非营养琼脂 活性炭酵母提取物 BCYE 沙保罗	18 s rDNA	有
小孢子虫	吉姆萨染色 钙荧光白染色 改良三色法 革兰染色	细胞系 猴肾细胞（Vero） 兔（RK-13） 人类（MRC-5） 犬肾传代细胞	16 s rRNA 18 s RNA ITS	有，罕见

疗眼部疾病或最近行 LASIK 手术时（图 2-3），抗酸染色可能更有助于检测非结核杆菌。这些小的隆起的白色病变是微小的坏死灶，是硬质角膜刮伤。在这些患者中，疼痛很明显。罗氏培养基和 7H11 琼脂斜面提供了一个有利于这些微生物分离的环境。念珠菌是一种丝状细菌，也是一种部分耐酸的细菌，大约 65% 的病例可在革兰染色和抗酸染色中检测到，并且在有酵母抽提物（BCYE）的酵母琼脂上缓慢生长。病变可呈花环状，边缘凸起及底部不规则。应对所有分离物进行抗生素敏感实验，以便在患者对经验性治疗无效时能够获取相关信息。

2.2.2 真菌

真菌性角膜炎的出现依赖于最常见的丝状真菌、镰刀菌，与细菌性溃疡相比，其早期表现为明显的疼痛和较少的炎症，但最终会变得浸润性更强，其特征是形成前房积脓、内皮斑块、卫星病变，以及剧烈疼痛和充血（图 2-4）。镰刀菌可迅速、直接穿透基质深层，并通过完整的角膜后弹力层进入前房。然而，生长较慢的链格菌属或白僵菌属惰性可能更强，炎症更少，疼痛更弱，病灶更浅。念珠菌是北美温带气候中最常见的真菌角膜炎病原体，最初呈乳白色浅表浸润，但其假菌丝可渗入深层基质（图 2-5，图 2-6）。

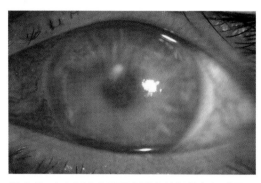

图 2-3 LASIK 术后不典型分枝杆菌在角膜界面固存的局限性炎症

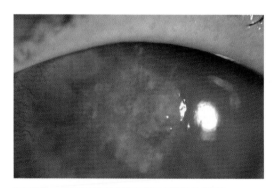

图 2-4 隐形眼镜佩戴者镰刀菌性角膜炎

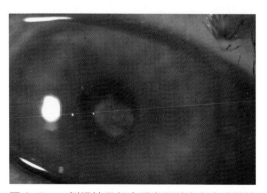

图 2-5 一例慢性局部皮质类固醇患者念珠菌性角膜溃疡

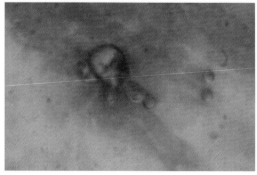

图 2-6 在 diff-quik 涂片上的芽孢念珠菌（原放大倍数为 100×）

虽然酵母菌和丝状真菌都可以在革兰染色上被检测到，但真菌高亮的细胞壁很容易在染色中被识别，例如吉姆萨染色和KOH溶液，在那里很容易发现菌丝（图2-7）。类似地，吖啶橙和钙荧光白染色在检测较大的病原体如真菌和棘阿米巴虫时更敏感，但需要一个荧光显微镜来激发染色。大多数眼真菌病原体可与沙保罗葡萄糖琼脂或具有非抗真菌添加剂的脑心浸液琼脂分离，例如，氯霉素或庆大霉素，因为这些添加剂不影响腐生真菌，通常对其他器官无致病作用。另外，真菌角膜炎病原体也会在标准血液和巧克力琼脂板上生长，在36℃下孵育。从历史上看，抗真菌敏感性很难反映临床药物的疗效，但最近改进的CLSI检测方法和断点的改进提高了体外和体内抗真菌活性的相关性，了解这些活性对成功的结果至关重要。

2.2.3 病毒

疱疹病毒疾病的诊断最常见的依据是病史和临床表现。单纯疱疹病毒性角膜炎基本是由HSV-1引起的，与腰部以上的疾病有关，但HSV-2也通常是孤立的（图2-8）。患者可能有口腔或生殖器单纯疱疹病史和眼部及周围水疱性病变的病史。虽然三叉神经节所提供的任何皮肤病的原发感染所产生的潜伏期可能会导致复发，但以前角膜感染的复发是常见的。上皮型单纯疱疹病毒性角膜炎表现为终末鳞茎的树突状结构，愈合后在浅层基质上留下瘢痕。玫瑰荧光素染色也可呈现角膜病变。原发性疾病几乎都是上皮型角膜炎，但复发性感染可能是上皮型或基质型角膜炎偶伴角结膜缘炎、角膜内皮炎或葡萄膜炎。特应性角结膜炎患者特别容易发生双眼严重病变。微生物确定的必要性仅限于新生儿和诊断有问题的患者。标本可通过上皮清创术、拭子或浅表损伤的印迹细胞学，免疫荧光标记（IFA）或聚合酶链反应（PCR）检测。培养是灵敏度最低的方法，而PCR和IFA在HSV-1的检测中有相似的灵敏度（60%～80%）和较高的特异性。血清学检查可能有助于低龄患者，特别是已排除曾经感染过单纯疱疹病毒的儿童，绝大多数成年人都曾接触过这种病毒，这使得阳

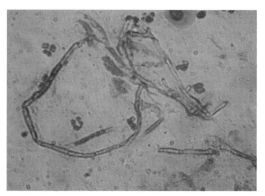

图2-7 角膜刮片中镰刀菌菌丝的diff-quik涂片（原放大倍数为100×）

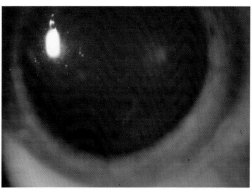

图2-8 慢性系统性免疫抑制化疗患者的HSV上皮炎

性率毫无意义。

　　其他疱疹病毒，包括带状疱疹病毒（HZV）、EB 病毒和巨细胞病毒，也可引起角膜炎。带状疱疹病毒可表现为假神经性病变（分支不良，无终末鳞茎）、黏液斑、基质角膜炎和（或）葡萄膜炎，其特征是遗留扇形虹膜萎缩。部分或全部病变是否能代表免疫反应或病毒活性疾病是有争议的，但在 HZV 晚期树突状病变中已经发现了病毒，这种病毒对抗病毒治疗高度敏感。EB 病毒更常见的是引起丘疹性角膜炎，但也可能表现为上皮下浸润或角膜基质炎。EB 相关 IgM、IgG 和 EBV 早期抗原的急性期和恢复期效价可能在这种情况下有帮助。角膜刮片的单克隆抗体和聚合酶链反应被报道过，但是很少。腺病毒流行性角结膜炎同样可以从眼表面的拭子中分离出来并进行基因分型，但在追踪大规模疾病暴发时除外，很少进行。一种快速的 Office 抗原试验已经获得了合理的敏感性（88%）和特异性（91%），可以指导某些患者的隔离和治疗。

2.2.4　寄生虫

　　许多不同的寄生虫会引起角膜病变。主要内源性角膜寄生虫包括盘尾丝虫、利什曼原虫和锥虫，是世界上角膜盲的严重来源。它们表现为周围基质间质性角膜炎，虽然有时可能会发生角膜溃疡，但在西方国家，棘阿米巴是最常见的眼部寄生虫病原体。佩戴隐形眼镜（＞90%）是该地区发生棘阿米巴角膜炎的最大危险因素，在英国，每年有近 20 例佩戴隐形眼镜者患病，

目前在美国也有类似病例。其他危险因素包括佩戴或管理镜片时接触受污染的生活或环境水，以及其他与卫生有关的因素。感染表现有多种形式，包括弥漫性或假结节性上皮病、前基质性角膜炎、间质性角膜炎、环状浸润和（或）神经周围浸润，导致与其他感染性和非感染性疾病相混淆（图 2-9）。早期疼痛最轻，但随着神经性病变或基质深层角膜炎的出现而加重。角膜刮片可通过吉姆萨染色、吖啶橙染色、KOH 溶液和钙荧光白染色进行诊断，具有合理的敏感性和特异性（图 2-10）。在布满细菌的非营养性琼脂上（肠杆菌产率

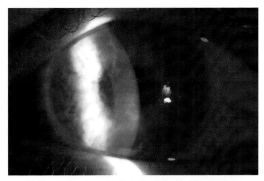

图 2-9　棘阿米巴角膜上皮病变伴会阴部发炎

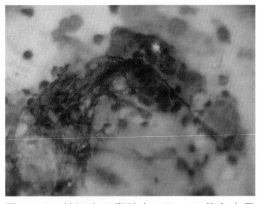

图 2-10　棘阿米巴囊肿在 diff-quik 染色上显示的囊肿壁有典型的"毛孔"（原放大倍数为 100×）

高于大肠埃希菌）或炭琼脂上培养相对简单，但灵敏度一般较低，为 35% ～ 50%。小孢子虫角膜炎在免疫能力强的个体中被越来越多地认为易引起上皮 / 上皮下角膜炎和基质性角膜炎。这些患者通常有土壤或水的暴露史，主要发生在南亚地区。由于微孢子虫是一种专属性细胞内生长的微生物，培养微孢子虫是很困难的，需要在犬肾细胞内生长。因此，组织学染色已成为诊断的依据。

2.2.5　角膜成像和角膜活检

共焦显微镜是指精确照明计时和在特定的焦点或平面上成像，以达到高放大率，使运动模糊和光散射最小化。角膜是这种成像的理想选择，因为它的相对清晰度和反射成分的缺乏，突出了其异常区域。这些仪器的分辨率在 1 ～ 2μm 范围内，因此无法对大多数细菌和病毒进行成像。但特定的模式，例如，感染性结晶状角膜病变，生物膜通过角膜板层潜入内部、CMV 角膜内皮炎的鹰眼细胞和丝状细菌（贲门）可以被识别。该仪器在角膜感染性疾病中的最大用途是检测不引起局部化脓的较大病原体，例如真菌、棘阿米巴，以及少量的微孢子虫、囊肿和滋养体均可见，但囊肿最具特征性的表现为双壁囊肿或成对的"咖啡豆"外观分离或呈链状（图 2-11）。与培养和其他微生物学方法相比，棘阿米巴角膜炎的检测在某些中心领域已显示出高灵敏度（＞ 90%）和高特异性（100%），但也有报道说其他方面显著降低。类似的结果也在检测角膜真菌病原体的纤细的、

隔膜分支和酵母菌时被报道。共焦显微术对深部病变的影像学检查具有重要价值，因为它不容易刮取，例如角膜内皮移植术后念珠菌性接触性角膜炎。

虽然共聚焦显微镜在很多方面已经取代了角膜活检，但它仍然是治疗难治性或深层角膜炎的一种相关技术，否则将无法确诊。已经描述了许多种技术，但是，所有这些涉及从前层或从中间到深层的实体角膜标本的解剖，可通过人工或飞秒激光创建皮瓣获得。在最近的一次回顾中，标本被送往组织病理学和微生物研究，成功地识别了一种致病有机体，成功率超过 40%。角膜瘢痕或穿孔是角膜活检的主要风险。

2.2.6　分子诊断

分子诊断是指从病原体的分子特征，主要是 DNA 或 RNA 中鉴定出的病原体，根据定义，每个有机体都是独一无二的。利用一种生物体或者一类生物体的特殊引物或者通用引物，一个 DNA 可以在 1h 内复制增加至 100 万倍，这就使得 DNA 的

图 2-11　棘阿米巴的共焦显微镜显示经典的成对"咖啡豆"出现在狭缝扫描仪上

测序变得容易了。一旦确定了它的序列，就可以将其完全或部分匹配到先前测序的生物体中以进行鉴定。然而，由于其敏感性高，在样品回收的任何阶段，或与可能存在或不存在但不具致病性的有机体发生污染时，都可以看到假阳性结果，局部麻醉药或荧光素等外来化合物可降低检测的灵敏度。定量的、实时的 PCR 技术，经适当地验证，可以减少假阳性检测结果的概率。它在检测通常非正常存在于眼睛中的微生物和（或）难以通过其他方式诊断的情况下最有用。例如，针对 HSV 聚合酶基因的泪液或角膜刮片的聚合酶链反应已经在很大程度上取代了单纯疱疹病毒的培养，因为对正常情况下不存在于眼中的有机体的培养敏感性很低。细菌病原体的鉴定是根据细菌的 16sPNA DNA 序列进行的，然而，一项更有意义的实验表明，18s 核糖体 RNA 区域诊断真菌性角膜炎已被证明它的实用性。棘阿米巴 PCR 技术的最新发展将促使其研究和验证不断增加。

2.3　管理

与许多其他器官系统不同，角膜结构和清晰度的相对较小的改变会深刻地影响患者终身的视觉功能，再加上角膜免疫反应相对无法限制角膜感染，因此必须迅速消除病原体，调节角膜免疫反应，以保持尽可能多的视力。因此，经验性治疗不仅针对可能起主要作用的病原体，而且也针对那些对角膜基质破坏最迅速的病原体，特别是革兰阳性和革兰阴性细菌。虽然其

他病原体在某些区域和损伤机制中可能更常见，非典型细菌、棘阿米巴、微孢子虫、丝状真菌和酵母菌的生长速度都比较慢，而细菌在几个小时内就会破坏角膜。

自 20 世纪 90 年代初，单一药物经验性治疗的有效性和成功以来，角膜刮片培养和涂片已不再作为常规细菌性角膜溃疡初步治疗的一部分。然而，在开始任何抗菌药物治疗之前，微生物的产量是最高的，并且在大的或深的溃疡、靠近视轴的溃疡、以前治疗失败的溃疡，或有不典型症状或病史的溃疡应被着重考虑。在任何阶段怀疑一个更大的非典型微生物应该促使我们考虑共聚焦显微镜，尽管角膜活检应该留待后期进行，因为它具有更强的侵袭性和更高的并发症风险。正在进行的治疗应以初始反应或对初始治疗缺乏反应为指导，并在情况允许时以微生物检查作为指导。

2.3.1　细菌

自 20 世纪 90 年代初广谱氟喹诺酮类药物商业化以来，单一药物治疗细菌性角膜炎已显示出与多个药物强化治疗有着相似的效果。单药治疗具有可用性好、依从性好、作用时间短等优点，但一些研究表明角膜穿孔的发生率较高，可能与其激活基质金属蛋白酶有关。虽然氟喹诺酮类化合物被认为是广谱的，对革兰阳性菌和革兰阴性菌都有活性，但氟喹诺酮类药物通常分为第二代（环丙沙星、氧氟沙星）、第三代（左氧氟沙星）和第四代（莫西沙星、加替沙星、贝西沙星），已预测了它们的具体抗菌效果，其中，只有贝西沙星符合

FDA 的要求，但对感染性角膜炎的更广泛的临床研究已经充分确立了其他氟喹诺酮类药物在细菌性角膜溃疡中的特殊疗效。一般来说，包括对假单胞菌在内的革兰阴性活性最好的是第二代氟喹诺酮类药物，而第四代氟喹诺酮类药物则增加了一些革兰阳性菌和非结核性杆菌的覆盖率。其他抗生素需要"强化"，以达到有效的角膜浓度，并结合起来以增加经验性治疗所需的广谱覆盖率。这通常包括外用万古霉素或头孢菌素和氨基糖苷类药物如庆大霉素或妥布霉素。

诱导性抗生素耐药性在全身和眼部感染中越来越常见，尤其是对角膜分离物培养而言，耐甲氧西林金黄色葡萄球菌（MRSA）在术后角膜溃疡中的报道越来越多，而假单胞菌对氟喹诺酮类药物的实验室耐药性在局部和全身使用中均呈上升趋势。尽管实验室有耐药性，但局部使用的眼用抗生素通常能提供足够浓度的药物，使其临床有效，但感染的恢复可能要慢一些。尽管 MRSA 显示了高度的氟喹诺酮类耐药性，但万古霉素对眼部病原体仍然几乎普遍有效。耐万古霉素肠球菌是一种以前罕见但现在越来越多的感染性角膜炎病原体，可能对新抗生素如利奈唑类药物敏感。同样，第四代氟喹诺酮类药物对非结核性杆菌也有一定的抑制作用，但主要的治疗方法仍然是局部强化使用阿米卡星或克拉霉素，最近有报道称其对利奈唑类药物敏感。诺卡菌对氟喹诺酮类药物敏感，但也可能对阿米卡星和磺胺甲噁唑甲氧苄啶敏感。

局部皮质类固醇可以通过对感染性角膜炎的角膜损伤的调节作用来减轻炎症损害，但理论上可能会导致感染恶化，而这种感染需要完整的免疫反应才能清除病原体。多项研究表明，在体外和体内，当皮质类固醇的应用先于有效的抗菌治疗时，其结果会恶化，但当使用抗生素或在开始使用抗生素后应用，结果就不那么确定了。最近的一项前瞻性随机试验表明，在出现严重视力损害的患者中，使用皮质类固醇药物 48h 后并发症没有增加，视力有提高的趋势。未来的研究应有助于确定细菌性角膜炎中激素的最佳适应证和给药时机。

2.3.2　真菌

真菌性角膜炎的治疗比细菌性角膜炎的治疗更具挑战性，因为真菌性角膜炎的类型及局部和全身治疗的选择有限。真菌性角膜炎的识别通常会延迟，真菌性病原体往往会侵入得更深，从而进一步阻碍穿透性较差的抗真菌药运输到深层角膜（表2.2）。纳他霉素是多烯类药物匹马菌素的悬浮性滴眼剂，是唯一一种商业化生产的抗真菌药物。它对丝状真菌最有效，最近被证明在治疗最常见的真菌性角膜炎方面优于伏立康唑，对其他真菌同样有效。局部 0.15 % 两性霉素 B，是一种复合多烯类抗真菌药物，对大多数真菌有效，被认为是治疗酵母菌的首选药物，这两种药物都有相当大的眼表毒性和局部使用刺激性。两性霉素 B、第一代和第二代三唑类（如酮康唑、氟康唑和伊曲康唑）的系统应用已被描述，但是，偶氮唑进入眼组织是有

表 2-2　目前用于治疗眼部感染的抗真菌药物

药物	局部浓度（普通剂量）	基质内浓度	结膜下浓度	前房浓度	全身给药	抗菌谱
多烯类						
纳他霉素	5%	—	—	—	—	对丝状真菌、酵母菌有轻微活性
两性霉素 B	0.1%～0.5%（0.15%）	5μg/0.1ml	1mg/0.5ml	5～10μg/0.1ml	0.1～1.5mg/kg 每日缓慢静脉滴注	对真菌和酵母菌有广泛活性
咪唑类药物						
酮康唑	5%				2～400mg 口服每日	
克霉唑	1%	—	—	—	—	广谱
咪康唑	10mg/ml		5mg/0.5ml			广谱
三唑醇类						
伊曲康唑	1%	—	—	—	200mg 口服，每日 2 次	广谱
氟康唑	2mg/ml		—	—	200mg 口服，每日 1 次	广谱
伏立康唑	1%	50μg/0.1ml	—	50～100mcg/0.1ml	200mg 口服，每日 2 次	广谱
泊沙康唑	200mg/5ml	—	—	—	400mg 口服，每日 2 次	广谱
棘白菌素类						
卡泊芬净	0.5%			—		酵母菌、特定的真菌
米卡芬净	0.1%					酵母菌、特定的真菌

限的，所有药物的严重副作用限制了它们在除难治性病例以外的所有病例中的效用，特别是两性霉素 B。近期的制剂有更好的耐受性，克霉唑、伊曲康唑和氟康唑的复合外用制剂也有特定用途。由于转归时间较长，所有怀疑真菌性溃疡者都应隔离，进行明确鉴定，并获得抗真菌药物敏感性，而不考虑最初的临床症状，以便在治疗失败时提供更好的治疗方案。

最近引入了一些三唑类（伏立康唑、泊沙康唑、雷夫康唑）和棘白菌素类（卡泊芬净、米卡芬净、阿尼芬净）的新抗真菌药。三唑类药物能更好地吸收，达到更高的组织水平，并且更具有广谱性。系统性地使用这些药物治疗角膜炎和连续的真菌性眼内炎的临床病例已被报道。虽然局部使用伏立康唑对镰刀菌性角膜炎的疗效不如纳他霉素，但据报道，它在许多非典型真菌性角膜炎中获得较好疗效，强调单个菌株抗真菌敏感性测试的实用性。由于它是高度水溶性的，伏立康唑和两性霉素 B 已在顽固性真菌性溃疡中通过基质内注射，一次注射后有时会有明显缓解。与细菌性角膜炎不同的是，由于对抗真菌药的耐药性或感染的程度，一定数量的真菌角膜感染将无法接受药物治疗，对药物治疗反应不佳的局部病变应考虑早期角膜移植。由于缺乏高效的抗真菌药物和真菌的增殖能力，因此在常规治疗中任何时候使用皮质类固醇药物都是不可取的。由于这个原因，替代免疫抑制剂，如局部环孢素，已经用于角膜移植术后。

2.3.3　病毒

在免疫活性个体中，单纯疱疹上皮性角膜炎是一种自限性疾病。单次发作的视力损害是罕见的，但随着病毒从三叉神经节由潜伏状态变为重新激活，发病率显著增加，导致反复发作的上皮性角膜炎、间质或内皮性角膜炎和(或)葡萄膜炎。因此，尽管 CNV 的任何皮肤性感染都可能导致角膜复发和预防复发性疾病，治疗仍应针对角膜原发性受累情况。虽然局部和全身治疗通常是针对眼部疾病暴发的患者，但避免直接接种是非常重要的。对于角膜上皮病变，市面上提供的用于眼科治疗药物包括局部使用曲氟尿苷（上皮毒性最强）和更昔洛韦（在美国）和除美国之外的阿昔洛韦，它们可以将上皮疾病的持续时间缩短 1 ~ 2d（表 2-3）。局部药物的使用应限于 10d 内，然后再模拟活动性疾病重新评估其潜在毒性。疱疹性眼病的研究并没有发现口服阿昔洛韦（一支 400mg，每日 5 支）3 周的疗程可以阻止 HSV 上皮性角膜炎进展为基质角膜炎或虹膜炎，但确实发现口服阿昔洛韦可能对治疗 HSV 虹膜炎有帮助。虽然局部皮质类固醇不会影响最终结果，但当联合使用抗病毒药物时，

表 2-3　目前用于治疗眼部感染的抗病毒药物

药物	局部浓度	全身使用剂量（HSV）	全身使用剂量（HZV）
阿昔洛韦	3%，每日 5 次	400mg 口服，每日 5 次	800mg 口服，每日 5 次
泛昔洛韦	—	250mg 口服，每日 3 次	500mg 口服，每日 3 次
伐昔洛韦	—	500mg 口服，每日 3 次	1g 口服，每日 3 次
更昔洛韦	0.15%，每日 5 次	—	—
三氟胸苷	1%，每日 9 次	—	—
碘苷	0.1%（滴眼液）~ 1.0%（眼膏）	—	—
阿糖腺苷	3%，每日 5 次	—	—
缬更昔洛韦	—	CMV − 900mg 口服，bid	

HSV 角膜炎症状的缓解要快得多。重要的是，研究证实口服阿昔洛韦用于长期预防（一支 400mg，每日 2 支）可使 HSV 眼病复发率减少 50%，这一好处已在随后的一系列研究中得到证实。伐昔洛韦是一种在体内转化为阿昔洛韦的前体药，其口服比口服阿昔洛韦吸收率高 5 倍。这可使给药频率降低，从而提高耐受性和长期预防的依从性。然而，长期预防性使用可能会产生对阿昔洛韦耐药的菌株，这在 HSV 角膜炎患者中已经很常见了，而这种病毒也会对伐昔洛韦、泛昔洛韦或更昔洛韦等常见的全身替代物产生耐药性。单纯疱疹疫苗的开发有可能减少原发感染并抑制病毒的重新激活，但目前尚未实现。

带状疱疹性角膜炎通常也是自限性的，并且不容易复发，虽然慢性间质性角膜炎可能会使人失明。局部抗病毒药物通常不必要使用，除了晚期假性神经病或黏液样角膜炎，基质性角膜炎可以用局部激素治疗。然而，单纯疱疹性和带状疱疹性角膜炎都可能发生与神经营养性角膜炎和（或）慢性基质性角膜炎有关失明的并发症。持续性上皮缺损可导致角膜溶化和瘢痕形成，变态疱疹性角膜炎可表现为持续性感染，但需要皮质类固醇才能缓解，慢性基质性角膜炎可能导致血管化和角膜混浊。在这种情况下角膜移植的预后很差，应尽一切努力保持患者角膜足够清晰，给予足够的免疫抑制剂，并根据需要治疗白内障和青光眼形成等皮质类固醇的副作用，增加使用带状疱疹疫苗治疗复发性眼部疾病的效果尚不清楚，但选择性应

用疫苗可能会对增加目前被排除在接种窗口之外的患者的恢复活动产生意想不到的作用。

尽管腺病毒病通常对视力的影响很小，但患者的数量和由流行性角膜结膜炎引起的罕见的中等视力丧失使人们尝试治疗，一些有希望的抗病毒药物已经被证实效果有限，并已被放弃。局部 β- 皮质类固醇的组合目前正在研究中。尽管局部使用更昔洛韦，但尚未发现其在这种疾病中出现的特殊情况。

2.3.4　寄生虫

棘阿米巴角膜炎的治疗方案有限，视力恢复情况很大程度上取决于早期识别和开始有效治疗。对于所有非典型角膜炎，尤其是隐形眼镜佩戴者，应高度怀疑。一旦确诊，就会对所有受累的上皮细胞进行清创以清除感染，既可用于治疗，也可用于诊断。主要治疗药物是双胍类药物，无论是 0.02% 氯己定，还是 0.02% 聚六甲基双胍（PHMB），在最初的几天内每小时使用一次，然后根据临床反应在随后的几个月内缓慢减量（表 2-4）。在治疗的早期阶段，辅助性地使用双脒类、普罗帕脒或己氧苯脒可以抑制包囊形成并杀死活性包囊，但在几周内可产生药物毒性反应。少数病例可能需要增加双胍浓度、增加给药频率和（或）增加全身性药物的使用。也可以局部应用新霉素和克霉唑，其他前代咪唑类药物已被系统地添加，但效益有限。在棘阿米巴角膜炎的治疗中已报道了局部和口服伏立康唑的临床疗效。棘阿米巴角

表 2-4 目前用于治疗眼部感染的抗寄生虫药物

药物	局部剂量	全身剂量
氨基糖苷类		
新霉素	15mg/ml Q1h	—
双脒类		
普罗帕脒	0.1% Q1h	—
己氧苯脒	0.1% Q1h	—
双胍类		
氯己定	0.02%～0.6% Q1h	—
聚六甲基双胍	0.02%～0.06% Q1h	—
三唑类		
伊曲康唑	—	200mg 口服 bid
伏立康唑	1% Q1h	200mg 口服 bid
抗微孢子虫		
烟曲霉素	0.3% qid	—
阿苯达唑	—	400mg 口服 bid 共用 1 周然后 200mg 口服 bid 共用 2 周然后 200mg 口服 qd 共用 1 周
氟喹诺酮类	Q1h 根据临床效果逐渐减量	—
机械清创	根据需要	

膜炎还可引起其他眼部疾病，包括角膜缘炎、巩膜炎和泪腺炎，以及青光眼、白内障和永久性瞳孔散大等晚期并发症，角膜溶化、持续性上皮缺损和持续性基质病变会使治疗变得更加复杂。

没有明确的证据证明皮质类固醇对棘阿米巴角膜炎有不良影响，许多角膜和角膜外并发症在本质上是免疫的，但如果不必要的话，仍应避免使用。无论是用皮质类固醇还是其他全身性药物来保护视觉功能，所选的病例可能都会受益于免疫抑制。同样，由于使用有效的抗棘阿米巴治疗，活动性角膜病变的角膜移植的预后也有了

明显改善，并被认为是一种边界清楚的顽固性疾病。小孢子虫病在美国仍然很少被提及。在亚洲的发病率增加与以前在免疫抑制患者中描述的大不相同，它发生在免疫能力强的个体身上，对各种市面上可用的抗菌药物敏感以及仅仅观察也可。然而，有些患者仍将继续进行角膜移植。

胶原交联，这是一种治疗措施，旨在用核黄素辅助紫外线照射使角膜"硬化"，以治疗角膜扩张症，最近在许多不同病因导致的感染性角膜炎病例中被报道。然而，体外研究表明，这对棘阿米巴囊肿或真菌没有任何影响，并且随着用于交联的核黄

素浓度和紫外线照射量的不同，对大多数细菌也有不同的影响，标准治疗的深度也仅限于角膜浅层。最近的研究表明，作为辅助治疗的药物治疗，细菌溃疡和一些棘阿米巴溃疡整体改善，角膜坏死减少，真菌性角膜溃疡效果最差。关于胶原交联的机制、适应证或并发症，目前尚无一致意见，并且在不久的将来将是继续研究的主题。

结论

　　感染性角膜炎可能导致严重的眼部病变和总体功能丧失，同时带来诊断和管理上的挑战。预防和及时诊断取决于对角膜感染流行危险因素的了解，从经济较发达地区的隐形眼镜佩戴到欠发达地区的外伤，各个地区因素各不相同。常见病原体因这些危险因素以及气候、局部免疫抑制和损伤机制的变化而各不相同。虽然几乎所有感染性角膜炎的初步经验性治疗都必须针对常见的细菌性病原体，因为它们有迅速破坏角膜的倾向，但对于无症状或不典型的角膜炎，也应高度怀疑。所有这些患者都应接受微生物培养和敏感试验。对于各种形式的感染性角膜炎，最终的视力很大程度上取决于尽快进行有效的抗菌药物治疗。眼部局部给药提供了一种高度集中的药物传输途径。无论培养结果如何，治疗效果都应通过频繁观察来判断，如果发现无效，则应立即改变治疗方法。采用灵活的方法来利用现有的诊断技术和创新药物的治疗方案、替代管理途径以及合理地使用免疫抑制剂，将改善长期的视觉效果。

参考文献

［1］ Alio JL, Abbouda A, Valle DD, Del Castillo JM, Fernandez JA. Corneal cross linking and infectious keratitis: a systematic review with a meta-analysis of reported cases. J Ophthalmic Inflamm Infect. 2013;3（1）:47.

［2］ Bang S, Edell E, Eghrari AO, Gottsch JD. Treatment with voriconazole in 3 eyes with resistant Acanthamoeba keratitis. Am J Ophthalmol. 2010;149（1）:66–9.

［3］ Benson WH, Lanier JD. Comparison of techniques for culturing corneal ulcers. Ophthalmology. 1992;99（5）:800–4.

［4］ Bhadange Y, Sharma S, Das S, Sahu SK. Role of liquid culture media in the laboratory diagnosis of microbial keratitis. Am J Ophthalmol. 2013;156:745–51.

［5］ Bourcier T, Thomas F, Borderie V, Chaumeil C, Laroche L. Bacterial keratitis: predisposing factors, clinical and microbiological review of 300 cases. Br J Ophthalmol. 2003;87(7):834–8.

［6］ Burton MJ, Pithuwa J, Okello E, et al. Microbial keratitis in East Africa: why are the outcomes so poor? Ophthalmic Epidemiol. 2011;18（4）:158–63.

［7］ Constantinou M, Daniell M, Snibson GR, Vu HT, Taylor HR. Clinical efficacy of moxifloxacin in the treatment of bacterial keratitis: a randomized clinical trial. Ophthalmology. 2007;114（9）:1622–9.

［8］ Dahlgren MA, Lingappan A, Wilhelmus KR. The clinical diagnosis of microbial keratitis. Am J Ophthalmol. 2007;143（6）:940–4.

［9］ Dalmon C, Porco TC, Lietman TM, et al. The clinical differentiation of bacterial and fungal keratitis: a photographic survey. Invest Ophthalmol Vis Sci. 012;53（4）:1787–91.

［10］ Dart JK, Saw VP, Kilvington S. Acanthamoeba keratitis: diagnosis and treatment update 2009. Am J Ophthalmol. 2009;148（4）:487–99.e482.

［11］ DeCroos FC, Garg P, Reddy AK, et al.

Optimizing diagnosis and management of nocardia keratitis, scleritis, and endophthalmitis: 11-year microbial and clinical overview. Ophthalmology. 2011;118（6）:1193–200.

[12] Elmallah MK, Munir WM, Janda WM, Tu EY. Gemella haemolysans infectious crystalline keratopathy. Cornea. 2006;25（10）:1245–7.

[13] Erie JC, Nevitt MP, Hodge DO, Ballard DJ. Incidence of ulcerative keratitis in a defined population from 1950 through 1988. Arch Ophthalmol. 1993;111（12）:1665–71.

[14] Farhatullah S, Kaza S, Athmanathan S, Garg P, Reddy SB, Sharma S. Diagnosis of herpes simplex virus-1 keratitis using Giemsa stain, immunofluorescence assay, and polymerase chain reaction assay on corneal scrapings. Br J Ophthalmol. 2004;88（1）:142–4.

[15] Ferrer C, Alio JL. Evaluation of molecular diagnosis in fungal keratitis. Ten years of experience. J Ophthalmic Inflamm Infect. 2011;1（1）:15–22.

[16] Fintelmann RE, Hoskins EN, Lietman TM, et al. Topical fluoroquinolone use as a risk factor for in vitro fluoroquinolone resistance in ocular cultures. Arch Ophthalmol. 2011; 129(4):399–402.

[17] Garcia-Valenzuela E, Song CD. Intracorneal injection of amphothericin B for recurrent fungal keratitis and endophthalmitis. Arch Ophthalmol. 2005;123(12):1721–3.

[18] Gomez JT, Robinson NM, Osato MS, Wilhelmus KR. Comparison of acridine orange and Gram stains in bacterial keratitis. Am J Ophthalmol. 1988;106(6):735–7.

[19] Goldschmidt P, Rostane H, Saint-Jean C, et al. Effects of topical anaesthetics and fluorescein on the realtime PCR used for the diagnosis of Herpesviruses and Acanthamoeba keratitis. Br J Ophthalmol. 2006;90(11):1354–6.

[20] Goldschmidt P, Degorge S, Benallaoua D, et al. New tool for the simultaneous detection of 10 different genotypes of Acanthamoeba available from the American Type Culture Collection. Br J Ophthalmol. 2009;93(8):1096–100.

[21] Gonzales CA, Srinivasan M, Whitcher JP, Smolin G. Incidence of corneal ulceration in Madurai district, South India. Ophthalmic Epidemiol. 1996;3(3): 159–66.

[22] Gopinathan U, Sharma S, Garg P, Rao GN. Review of epidemiological features, microbiological diagnosis and treatment outcome of microbial keratitis: experience of over a decade. Indian J Ophthalmol. 2009;57(4):273–9.

[23] Hau SC, Dart JK, Vesaluoma M, et al. Diagnostic accuracy of microbial keratitis with in vivo scanning laser confocal microscopy. Br J Ophthalmol. 2010;94(8):982–7.

[24] Ibrahim YW, Boase DL, Cree IA. Epidemiological characteristics, predisposing factors and microbiological profiles of infectious corneal ulcers: the Portsmouth corneal ulcer study. Br J Ophthalmol. 2009;93(10):1319–24.

[25] Jeng BH, Gritz DC, Kumar AB, et al. Epidemiology of ulcerative keratitis in Northern California. Arch Ophthalmol. 2010;128(8):1022–8.

[26] Keay L, Edwards K, Dart J, Stapleton F. Grading contact lens-related microbial keratitis: relevance to disease burden. Optom Vis Sci. 2008;85(7):531–7.

[27] Kim JH, Yum JH, Lee D, Oh SH. Novel technique of corneal biopsy by using a femtosecond laser in infectious ulcers. Cornea. 2008;27(3):363–5.

[28] Kitzmann AS, Goins KM, Sutphin JE, Wagoner MD. Keratoplasty for treatment of Acanthamoeba keratitis. Ophthalmology. 2009;116(5):864–9.

[29] Kobayashi A, Yokogawa H, Higashide T, Nitta K, Sugiyama K. Clinical significance of owl eye morphologic features by in vivo laser confocal microscopy in patients with cytomegalovirus corneal endotheliitis. Am J Ophthalmol. 2012;153(3):445–53.

[30] Lee WB, Foster JB, Kozarsky AM, Zhang

Q, Grossniklaus HE. Interface fungal keratitis after endothelial keratoplasty: a clinicopathological report. Ophthalmic Surg Lasers Imaging. 2011;42:e44–8.

[31] Makdoumi K, Mortensen J, Crafoord S. Infectious keratitis treated with corneal crosslinking. Cornea. 2010;29(12):1353–8.

[32] Mallari PL, McCarty DJ, Daniell M, Taylor H. Increased incidence of corneal perforation after topical fluoroquinolone treatment for microbial keratitis. Am J Ophthalmol. 2001;131(1):131–3.

[33] Mascarenhas J, Srinivasan M, Chen M, et al. Differentiation of etiologic agents of bacterial keratitis from presentation characteristics. Int Ophthalmol. 2012;32(6):531–8.

[34] O'Brien TP, Maguire MG, Fink NE, Alfonso E, McDonnell P. Efficacy of ofloxacin vs cefazolin and tobramycin in the therapy for bacterial keratitis. Report from the Bacterial Keratitis Study Research Group. Arch Ophthalmol. 1995;113(10):1257–65.

[35] Oechsler RA, Feilmeier MR, Miller D, Shi W, Hofling-Lima AL, Alfonso EC. Fusarium keratitis: genotyping, in vitro susceptibility and clinical outcomes. Cornea. 2013;32(5):667–73.

[36] Pavan-Langston D, Yamamoto S, Dunkel EC. Delayed herpes zoster pseudodendrites. Polymerase chain reaction detection of viral DNA and a role for antiviral therapy. Arch Ophthalmol. 1995;113(11):1381–5.

[37] Pflugfelder SC, Huang A, Crouse C. Epstein-Barr virus keratitis after a chemical facial peel. Am J Ophthalmol. 1990;110(5):571–3.

[38] Prabhasawat P, Leelaporn A, Tesavibul N, Uiprasertkul M, Chirapapaisan C. Molecular identification by 16S rDNA sequencing using excised corneal tissues: a useful diagnostic tool for refractory keratitis. Jpn J Ophthalmol. 2010;54(1):97–100.

[39] Prajna VN, Nirmalan PK, Saravanan S, Srinivasan M. Economic analysis of corneal ulcers in South India. Cornea. 2007;26(2):119–22.

[40] Prajna NV, Krishnan T, Mascarenhas J, et al. The mycotic ulcer treatment trial: a randomized trial comparing natamycin vs voriconazole. JAMA Ophthalmol. 2013;131(4):422–9.

[41] Prakash G, Sharma N, Goel M, Titiyal JS, Vajpayee RB. Evaluation of intrastromal injection of voriconazole as a therapeutic adjunctive for the management of deep recalcitrant fungal keratitis. Am J Ophthalmol. 2008;146(1):56–9.

[42] Price MO, Tenkman LR, Schrier A, Fairchild KM, Trokel SL, Price Jr FW. Photoactivated riboflavin treatment of infectious keratitis using collagen cross-linking technology. J Refract Surg. 2012;28(10):706–13.

[43] Ray KJ, Prajna L, Srinivasan M, et al. Fluoroquinolone treatment and susceptibility of isolates from bacterial keratitis. JAMA Ophthalmol. 2013;131(3):310–3.

[44] Sagoo MS, Mehta JS, Hau S, et al. Microsporidium stromal keratitis: in vivo confocal findings. Cornea. 2007;26(7):870–3.

[45] Sambursky R, Tauber S, Schirra F, Kozich K, Davidson R, Cohen EJ. The RPS adeno detector for diagnosing adenoviral conjunctivitis. Ophthalmology. 2006;113(10):1758–64.

[46] Satpathy G, Mishra AK, Tandon R, et al. Evaluation of tear samples for Herpes Simplex Virus 1 (HSV) detection in suspected cases of viral keratitis using PCR assay and conventional laboratory diagnostic tools. Br J Ophthalmol. 2011;95(3):415–8.

[47] Sharma S, Kunimoto DY, Gopinathan U, Athmanathan S, Garg P, Rao GN. Evaluation of corneal scraping smear examination methods in the diagnosis of bacterial and fungal keratitis: a survey of eight years of laboratory experience. Cornea. 2002;21(7):643–7.

[48] Srinivasan M, Mascarenhas J, Rajaraman R, et al. Corticosteroids for bacterial keratitis: the Steroids for Corneal Ulcers Trial (SCUT). Arch Ophthalmol. 2012;130(2):143–50.

［49］Stapleton F, Keay L, Edwards K, et al. The incidence of contact lens-related microbial keratitis in Australia. Ophthalmology. 2008;115(10):1655–62.

［50］Thompson PP, Kowalski RP, Shanks RM, Gordon YJ. Validation of real-time PCR for laboratory diagnosis of Acanthamoeba keratitis. J Clin Microbiol. 2008;46(10):3232–6.

［51］Tu EY. Alternaria keratitis: clinical presentation and resolution with topical fluconazole or intrastromal voriconazole and topical caspofungin. Cornea. 2009;28(1):116–9.

［52］Tu EY, Jain S. Topical linezolid 0.2% for the treatment of vancomycin-resistant or vancomycin-intolerant gram- positive bacterial keratitis. Am J Ophthalmol. 2013;155(6):1095–8.e1091.

［53］Tu EY, Joslin CE. Recent outbreaks of atypical contact lens-related keratitis: what have we learned? Am J Ophthalmol. 2010;150(5):602–8.e602.

［54］Tu EY, Joslin CE. Microsporidia and Acanthamoeba: the role of emerging corneal pathogens. Eye (Lond). 2012;26(2):222–7.

［55］Tu EY, McCartney DL, Beatty RF, Springer KL, Levy J, Edward D. Successful treatment of resistant ocular fusariosis with posaconazole (SCH-56592). Am J Ophthalmol. 2007;143(2):222–7.

［56］Tu EY, Joslin CE, Sugar J, Booton GC, Shoff ME, Fuerst PA. The relative value of confocal microscopy and superficial corneal scrapings in the diagnosis of Acanthamoeba keratitis. Cornea. 2008a;27(7):764–72.

［57］Tu EY, Joslin CE, Sugar J, Shoff ME, Booton GC. Prognostic factors affecting visual outcome in Acanthamoeba keratitis. Ophthalmology. 2008b;115(11):1998–2003.

［58］Tu EY, Joslin CE, Shoff ME. Successful treatment of chronic stromal acanthamoeba keratitis with oral voriconazole monotherapy. Cornea. 2010;29(9):1066–8.

［59］Tu EY, Park AJ. Recalcitrant Beauveria bassiana keratitis: confocal microscopy findings and treatment with posaconazole (Noxafi l). Cornea. 2007;26(8):1008–10.

［60］Vaddavalli PK, Garg P, Sharma S, Thomas R, Rao GN. Confocal microscopy for Nocardia keratitis. Ophthalmology. 2006;113(9):1645–50.

［61］Vaddavalli PK, Garg P, Sharma S, Sangwan VS, Rao GN, Thomas R. Role of confocal microscopy in the diagnosis of fungal and acanthamoeba keratitis. Ophthalmology. 2011;118(1):29–35.

［62］van Velzen M, van de Vijver DA, van Loenen FB, Osterhaus AD, Remeijer L, Verjans GM. Acyclovir prophylaxis predisposes to antiviral-resistant recurrent herpetic keratitis. J Infect Dis. 2013;208:1359–65.

［63］Vengayil S, Panda A, Satpathy G, et al. Polymerase chain reaction-guided diagnosis of mycotic keratitis: a prospective evaluation of its efficacy and limitations. Invest Ophthalmol Vis Sci. 2009;50(1):152–6.

［64］Wilhelmus KR. Indecision about corticosteroids for bacterial keratitis: an evidence-based update. Ophthalmology. 2002;109(5):835–42; quiz 843.

［65］Wilhelmus KR, Abshire RL, Schlech BA. Influence of fluoroquinolone susceptibility on the therapeutic response of fluoroquinolone-treated bacterial keratitis. Arch Ophthalmol. 2003;121(9):1229–33.

［66］Young RC, Hodge DO, Liesegang TJ, Baratz KH. Incidence, recurrence, and outcomes of herpes simplex virus eye disease in Olmsted County, Minnesota, 1976–2007: the effect of oral antiviral prophylaxis. Arch Ophthalmol. 2010;128(9):1178–83.

［67］Younger JR, Johnson RD, Holland GN, et al. Microbiologic and histopathologic assessment of corneal biopsies in the evaluation of microbial keratitis. Am J Ophthalmol. 2012;154(3):512–9.e512.

第三章

过敏性眼病

3.1 引言

过敏性眼病通常分为 4 种类型，分别为季节性和常年性过敏性结膜炎（SAC 和 PAC）、特应性角膜结膜炎（AKC）、春季角膜结膜炎（VKC）和巨乳头性结膜炎（GPC）。巨乳头性结膜炎被认为是一种医源性过敏性眼病。我们将在下面的内容详细讨论每种眼病发生过程中的临床表现、病理生理变化及诊断标准。表 3-1 和表 3-2 汇总了这些内容。

表 3-1　过敏性眼病

疾病	临床参数	症状 / 体征	鉴别诊断
季节性过敏性结膜炎（SAC）	致敏个体 女性和男性 双边参与 季节性过敏原 自限	眼部瘙痒 痛苦（水样排出物） 球结膜水肿，发红 常与鼻炎有关 视力不受影响	感染性结膜炎 防腐剂中毒 药物性 干眼 PAC/AKC/VKC
常年性过敏性结膜炎（PAC）	致敏个体 女性和男性 双边参与 全年性过敏原 自限性	眼部瘙痒 痛苦（水样排出物） 球结膜水肿，发红 常与鼻炎有关 视力不受影响	感染性结膜炎 防腐剂中毒 药物性 干眼 PAC/AKC/VKC
特应性角膜结膜炎（AKC）	致敏个体 高峰期发病年龄 20 ～ 50 岁 女性和男性 双边参与 季节性 / 多年性过敏原特应性皮炎 慢性症状	严重的眼部瘙痒 红色剥落的眼周皮肤 黏液排出，畏光 角膜糜烂 结膜瘢痕 白内障（前囊下） 特应性视力受影响	接触性皮炎 感染性结膜炎，睑缘炎 类天疱疮 VKC/SAC/PAC/GPC

（续　表）

疾病	临床参数	症状／体征	鉴别诊断
春季角膜结膜炎（VKC）	一些敏感的人 高峰期发病年龄 3 ～ 20 岁 男性占 3：1 双边参与 温暖干燥的气候季节／持久性过敏原 慢性症状	严重的眼部瘙痒 严重的畏光 厚重黏稠的分泌物 鹅卵石状乳头突起 角膜溃疡和瘢痕 视力影响	感染性结膜炎，睑缘炎 AKC/SAC/PAC/GPC
巨乳头性结膜炎（GPC）	未必存在过敏 女性和男性 双边参与 器械接触 随时发生 慢性症状	轻度眼部瘙痒 轻度黏液排出 巨乳头 隐形眼镜不耐受；异物感 隐形眼镜上的蛋白质积聚 视力不受影响	感染性结膜炎 防腐剂毒性 SAC/PAC/AKC/VKC

表 3-2　过敏性眼病的病理改变和临床表现

疾病	病理学	临床表现
季节性／常年性过敏性结膜炎	结膜上皮和固有层中的肥大细胞／嗜酸性粒细胞浸润 肥大细胞活化 上皮细胞上 ICAM-1 的上调	泪液增加 特异性 IgE 抗体 组胺 胰蛋白酶 TNFα
特应性角膜结膜炎	肥大细胞增多，嗜酸性粒细胞结膜上皮和肿瘤细胞增多 上皮细胞／杯状细胞肥大 结膜中 CD4／CD8 比值增加 上皮和固有层胶原蛋白增加	泪液中特异性 IgE 抗体增加 细胞免疫水平降低 血液中 IgE 抗体和嗜酸性粒细胞增加 结膜刮屑中发现嗜酸性粒细胞
春季角膜结膜炎	增加肥大细胞、结膜上皮和固有层中的嗜酸性粒细胞 嗜酸性粒细胞主要基质蛋白沉积于结膜 发现来自结膜的 CD4⁺ 克隆具有辅助功能，用于局部产生 IgE 抗体 增加胶原蛋白 角膜上皮细胞 ICAM-1 增加	泪液中特异性 IgE／IgG 抗体增加 泪液中的组胺和类胰蛋白酶升高 血清组胺酶活性降低 血清神经生长因子和 P 物质水平升高
巨乳头性结膜炎	巨乳头结膜增厚 肥大细胞在上皮细胞中	泪液中没有增加组胺 泪液中的类胰蛋白酶增加

3.2　季节性和常年性过敏性结膜炎

过敏性结膜炎（AC）是一种双侧、自限性结膜炎症过程。它发生在致敏个体中（无性别差异），由肥大细胞上的 IgE 抗体与过敏原结合引发。炎症发生的过程与发生的次数相关，与炎症的严重程度关系不大。炎症和症状的发生是季节性发生（春季，秋季）还是常年性发生是鉴别两种过敏性结膜炎的标准。尽管两种疾病的炎症表现和症状相似，但季节性过敏性结膜炎（如花粉热性结膜炎）更常见，它是过敏性结膜炎的主要原因，并且与特定季节出现的花粉（如草、树木、豚草）有关。常年性过敏性结膜炎通常与环境中存在的动物皮屑、尘螨或其他过敏原有关。季节性和常年性过敏性结膜炎须区别于特应性角膜结膜炎和巨乳头性结膜炎，后两者存在视力受损。

3.2.1　历史回顾

对眼表超敏性反应描述可追溯到早期的花粉热或鼻炎。一些最早的过敏激发试验则是在结膜中进行的。

3.2.2　流行病学

过敏性结膜炎的患病率较难估计，因为大量的病例未报道。Rosario 和 Bielory 在 2011 年发表的文章中叙述，高达 40% 的人口可能有过敏性结膜炎症状。Palmares 等则发现过敏性结膜炎患者中有 46% 同时存在过敏性鼻炎。过敏性结膜炎分布范围在很大程度上取决于气候。例如，美国草地花粉诱导的过敏性结膜炎通常发生在 3 ~ 8 月份的该国的墨西哥湾沿岸和西南部地区以及 5 ~ 10 月份的其他大部分地区。相反，豚草花粉诱导的过敏性结膜炎在 8 ~ 10 月份的该国的大部分地区流行，但在最南端的州，它可以从 7 月份到 11 月份一直流行。1 月份的南部和 3 月份的北部，树花粉就会成为问题。鼻炎的发生存在种族和性别的差异。

3.2.3　临床特征

过敏性结膜炎主要症状是眼部瘙痒（表 3-1）。瘙痒可轻可重。其他症状包括流泪、发红、肿胀、灼痛，眼睛或眼睑饱胀感，揉眼睛的冲动，对光线敏感及偶尔视物模糊。如前所述，过敏性结膜炎通常与过敏性鼻炎的症状有关。结膜充血和伴眼睑水肿的球结膜水肿是典型表现（图 3-1）。在 2012 年，Mimura 等发表文章认为巨乳头性结膜炎的客观征象与泪液总的 IgE 相关，通过快速检测泪液 IgE，可以鉴

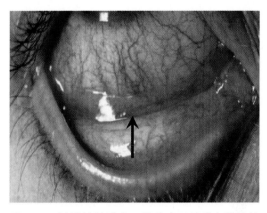

图 3-1　过敏性结膜炎。箭头表示结膜中的结缔组织区域

别巨乳头性结膜炎。充血是血管扩张的结果，而水肿则是毛细血管后静脉通透性改变引起的。由于皮肤和皮下组织中静脉回流减少导致眶周色素沉着增加，"过敏性发光"（眶周变黑）也较为常见。

3.2.4　患者评估，诊断和鉴别诊断

怀疑患有过敏性结膜炎的患者需要彻底了解眼部情况、病史和用药史。这将有助于区分过敏性结膜炎与其他眼病（表3-1）。我们应该确定这个发病过程是急性的、亚急性的、慢性的，还是反复发作的。我们需要进一步描述症状或体征是单侧还是双侧，以及它们是否与任何特定的环境或工作相关的暴露有关。眼部症状如撕裂、刺激、刺痛和灼伤是非特异性的。明显的眼部瘙痒和花粉热、过敏性鼻炎、哮喘或特应性皮炎的个人或家族史的病史提示眼部过敏。由于过敏性结膜炎是由环境中的过敏原引起，而不是通过眼手接触传染（传染性病因），除非发生在抚摸动物又揉眼的情况下，季节性和常年性过敏性结膜炎通常会引起双侧眼症状。这与最初由病毒和细菌引起一只眼的传染性感染形成鲜明对比，后者几天后另外一只眼也会出现症状。瘙痒在感染性结膜炎发作期间不常见。此外，病毒性结膜炎可能导致角膜上皮下炎症浸润。而过敏性结膜炎则不会出现此病理改变。可触及的耳前结节亦表明眼部症状的传染源。

眼部分泌物的类型（水样、黏液样或严重脓性）也有助于确定结膜炎的潜在原因。水样分泌物通常与病毒或过敏性眼病有关。黏液或脓性分泌物、晨痂并且眼睑打开困难，强烈提示细菌性感染。在过敏性炎症中，眼呈现红色。在过敏性结膜炎中，视觉、瞳孔形状、眼球运动、光反应性和视网膜红反射仍然正常。出现症状的干眼症（泪膜含水量减少）提示眼内有异物，并可能导致结膜发红。全身用药的抗胆碱能副作用可能出现类似症状。通常，干眼症不伴有瘙痒症状。

询问用药史应包括患者使用非处方局部眼用药物、化妆品、隐形眼镜和全身用药等情况。

任何以上因素都会产生急性或慢性结膜炎。我们应该开门见山地询问患者，不要指望患者主动提供这些信息。较多人不认为非处方局部眼用药物可引起眼部症状或过敏性结膜炎。在下文中，将讨论更多慢性和影响视力的过敏性结膜炎的区别。

3.2.5　治疗

表3-3列出了用于治疗变态反应性眼病的药物。过敏性结膜炎会使人乏力，并导致受影响的人寻求任何类型的帮助来缓解症状。瘙痒和撕裂可能令人难以忍受，并且导致失眠的频繁发生。在患有鼻结膜炎的患者中，过敏性结膜炎症状可能比鼻部症状更严重。此外，鼻腔局部使用类固醇可能有助于治疗鼻炎，但无法有效缓解眼部症状。

因此，过敏性结膜炎的治疗主要是为了缓解症状。最好的治疗方法是避免接触特定的过敏原，然而，要做到这个没那么简单。避免刮擦或摩擦，应用冷敷和人造

表 3-3　局部治疗和药物活性

药物和分类	抑制结膜肥大细胞的介质释放	对其他细胞的抑制作用
安他唑啉　H₁ 受体拮抗药	无	抑制结膜上皮细胞释放 IL-6，IL-8
非尼拉敏　H₁ 受体拮抗药	无	抑制结膜上皮细胞释放 IL-6，IL-8
依美斯汀　H₁ 受体拮抗药	无	抑制结膜上皮细胞释放 IL-6，IL-8
卡巴斯汀　H₁ 受体拮抗药	无	抑制结膜上皮细胞上的 IL-6，IL-8 释放，ICAM-1 表达
奥洛他定　H₁ 受体拮抗药　肥大细胞稳定剂	组胺，类胰蛋白酶，PGD2，TNFα	TNFα 介导的结膜上皮细胞 ICAM-1 的上调
酮替芬　H₁ 受体拮抗药	体外组胺	趋化和活化嗜酸性粒细胞
肥大细胞稳定剂　氮䓬斯汀　H₁ 受体拮抗药	无　体外数据不详	活化嗜酸性粒细胞，眼泪中的嗜酸性粒细胞和中性粒细胞，促进体内 ICAM-1 表达
色甘酸钠　肥大细胞稳定剂	泪液中的组胺和类胰蛋白酶	单核细胞体外趋化性和体外嗜酸性粒细胞的活化 嗜酸性粒细胞，中性粒细胞，泪液中的 T 细胞 ICAM-1 在体外结膜上皮
奈多罗米　肥大细胞稳定剂	对体外组胺释放没有抑制作用	细胞上的表达 促使 B 细胞合成 IgE，活化和存活嗜酸性粒细胞
吡嘧司特　肥大细胞稳定剂	对体外组胺释放没有抑制作用	体外激活嗜酸性粒细胞和嗜中性粒细胞
阿卡他定　H₁ 受体拮抗药　肥大细胞稳定剂	体外组胺	趋化和活化嗜酸性粒细胞
贝他斯汀　肥大细胞稳定剂	体外组胺	嗜酸性粒细胞的体外趋化性

泪液，以及应用眼部局部药物是患者不适的切实干预方式。虽然口服抗组胺药可能有助于缓解眼睛瘙痒，但第一代药物也可能会减少泪液的产生，导致更多的眼部症状。通常认为外用药物比口服药物能更有效地缓解眼睛瘙痒，并且缓解效果好于口服抗组胺药。

轻中度过敏性结膜炎的治疗首选局部眼药。如果在症状发作高峰前开始治疗，那么这些药物的肥大细胞稳定成分将对其发挥最大的作用。由于局部眼药具有较高的 H₁ 受体亲和力，患者通常在滴注药物后瘙痒症状迅速缓解。每天给药 1～4 次不等，通过症状缓解程度来判断疗效。

对于重度过敏性结膜炎，联合用药效果最好。该疗法包括局部用药（抗组胺药，肥大细胞稳定剂，非甾体抗炎药或其组合）和口服抗组胺药。非甾体类药物抑制环加氧酶，导致前列腺素和血栓素形成减少，然而并不能减少白三烯。因此，这些药物可以控制瘙痒及炎症，但不能阻止炎症细胞的浸润。在极端情况下，应考虑每天使用 4 次外用类固醇。所有接受局部激素治疗的患者，如果使用类固醇，应每 3 个月测量 1 次眼压，并每年评估患白内障的可能性。特殊免疫疗法可能有利于降低眼部过敏症状的严重程度。事实已经证明，针对常年性过敏性结膜炎的特异性舌下免疫疗法可有效缓解症状。鼻腔类固醇不能逆行通过泪囊，所以任何眼部效应都被认为是继发于全身吸收的结果。鼻内刺激是刺激反射撕裂的常用方法，它是一种非特异性反应。刺激可以是机械刺激、化学刺激或是过敏原刺激。

3.3 特应性角膜结膜炎

3.3.1 历史回顾

特应性角膜结膜炎（AKC）是与特应性皮炎相关的双侧结膜的慢性炎症。Hogan 于 1953 年首次描述了特应性皮炎患者伴有慢性结膜炎和角膜炎。人群中有 3% ～ 17% 的患有特应性皮炎。15% ～ 76% 的特应性皮炎患者存在眼部受累，通常称为特应性角膜结膜炎。

3.3.2 流行病学

尽管大多数特应性皮炎患者在 5 岁时就被诊断出来，但疾病的发作通常在 2 ～ 50 岁。相关研究报道了 7 ～ 76 岁患者症状的发作。据报道，此病发病的男女比例最高为 2.4 ：1，并且此病并无种族或地理偏好。

3.3.3 临床特征

发痒是特应性角膜结膜炎的主要症状。在某些季节更明显，也可能是一整年都较明显。其他症状包括流泪、黏液溢出、发红、视物模糊、畏光和疼痛。在皮毛动物和宠物的存在下，症状往往可能加重。

特应性角膜结膜炎的迹象包括皮肤、眼睑边缘、结膜、角膜和晶状体的改变（图 3-2）。眼周皮肤通常表现出鳞屑，皮肤剥落并伴有红色的基底。眼睑的皮肤可能变成皮革状，形成瘢痕睑外翻和眼睑闭合不全。可能存在侧眼角溃疡、破裂及睫毛丢失。这可能是少数病例的主要表现。睑缘可能表现为睑板腺炎、角化和泪点外翻。睑板表面的结膜可表现出乳头状反应，也可能是白色水肿。与春季角膜结膜炎相比，特应性角膜结膜炎的乳头状肥大在下结膜

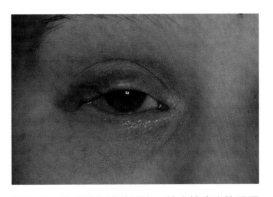

图 3-2 特应性角膜结膜炎。特应性皮炎的眼周皮肤病变

穿窿处更为突出。许多患者出现上皮下纤维化，少数患者有穹窿体变短，睑球粘连。除了红斑和水肿外，球结膜可能还会发生角质层胶质增生。据报道，Horner-Trantas点（在增生性胶质角膜缘表面累积的退化上皮细胞和嗜酸性粒细胞聚集的白点）已发生在特应性角膜结膜炎。

特应性角膜结膜炎显著视力丧失通常是由角膜的病理改变引起的。角膜上皮角化是最常见的角膜病变。持续性上皮缺损、瘢痕、微生物溃疡和新血管形成是导致视力下降的主要原因（表 3-1）。穿透性角膜移植术或角膜移植术存在相同表面问题的风险，但已被证明可以在某种程度上改善视力。据报道，疱疹性角膜炎发生率为 14% ～ 17.8%。圆锥形角膜、角膜非炎性渐进性变薄发生在 6.7% ～ 16.2% 的患者中。

有关此病的前葡萄膜炎和虹膜异常并未见相关报道。与特应性角膜结膜炎有关的白内障患病率可能增加，因为类固醇常在该疾病的治疗中使用。然而，通常与特应性角膜结膜炎相关的晶状体混浊是前房或晶状体囊下白内障。这种白内障往往具有类似"牛奶飞溅"的多瓣不透明状态。白内障术前是否存在视网膜脱离是特应性角膜结膜炎白内障的主要特点。

3.3.4　患者评估，诊断和鉴别诊断

特应性角膜结膜炎的诊断和治疗至关重要。患者通常存在严重、持续性、眼周瘙痒并伴有皮炎。通常有特应性疾病的家族史，并且存在相应的其他特应性表现，

如哮喘（65%）或过敏性鼻炎（65%）。

患者通常存在季节性或与暴露相关的病史。病史和相关检查可以揭示特应性角膜结膜炎与其他特应性眼部疾病的区别。隐形眼镜是否磨损有助于区分特应性角膜结膜炎和 GPC。与春季角膜结膜炎患者相比，特应性角膜结膜炎患者通常年龄较大并且有较严重的睑部皮肤受累。季节性结膜炎患者在发病季节症状并不会减轻，并且结膜中也没有慢性炎症的迹象。在发病之前可发生湿疹，这是特应性角膜结膜炎患者重要的特征之一。特应性角膜结膜炎患者血清 IgE 水平通常较高。上睑结膜的吉姆萨染色显示较多嗜酸性粒细胞浸润。睑板腺梗阻是明显的，并且严重程度超过睑板腺梗阻性疾病。

3.3.5　治疗

治疗方法是多种多样的，包括环境控制、局部和全身用药（表 3-3）。特应性角膜结膜炎患者不可能在没有接受初级保健医生和变态反应医生照顾的情况下看到眼科医生。但是，患者必须远离家中、工作环境或学校中的刺激物。过敏测试可以检验刺激物的性质。

局部应用抗组胺药可能会暂时缓解症状，但不能改变免疫病理过程或预防后遗症。因该病病程较长，往往会造成药物的滥用。强效的局部抗组胺药具有强效的 H_1 受体拮抗作用。局部类固醇给药如醋酸泼尼松龙每日 8 次，持续 7 ～ 10d，对症状和体征的控制非常明显。当然，这些药物必须慎重使用，因为此病的慢性性质可能

会导致药物的过度使用。必须告知患者，类固醇应短期使用，必须仔细监测其疗效；也需要告知患者用药后可能会导致白内障和青光眼。非甾体类药物已被证明可有效减轻瘙痒、流泪和畏光等症状。对于常年存在症状的患者，推荐每日 1 ～ 4 次使用肥大细胞稳定剂。肥大细胞稳定剂如色甘酸钠、奈多罗米、洛多巴胺或肥大细胞稳定剂及抗组胺药如奥洛他定、氮䓬斯汀、依匹斯汀和酮替芬可能有帮助。环孢素 A 和他克莫司口服和局部使用均可有效治疗特应性角膜结膜炎，并可减少局部使用类固醇的量。局部使用他克莫司治疗后，泪液中嗜酸性阳离子蛋白水平降低。Foster 和 Calonge 建议最大限度地使用系统性抗组胺药。

瘙痒是一个主要的并发症，最新的 H_1 受体拮抗药则较为特殊。只有极少数患有视力不良并发症的不受控制的皮炎才会出现口服类固醇激素。过敏原脱敏作用在特应性角膜结膜炎和过敏性结膜炎类似。血浆净化法在治疗特应性角膜结膜炎中显示出较好的疗效。

眼睑和眼表面异常可能需要治疗，而特应性角膜结膜炎潜在的病理改变可暂不处理。倒睫或眼睑位置异常，如果影响到了角膜，则都必须予以纠正。如果是葡萄球菌睑缘炎，则需要接受足够的抗生素治疗。尽管对特应性角膜结膜炎的症状和体征有足够的控制，角膜点状染色仍然存在，应该使用人工泪液来避免角膜上皮缺陷的发展。实现表皮再植改善这些缺陷是非常困难的，相关手术方法已经被运用到这方

面。眼睑或眼表面单纯疱疹病毒（HSV）感染应该用局部抗病毒药物治疗。使用抗病毒药物治疗应注意不应长期使用及预防可能发生的上皮毒性。如果出现上皮性 HSV 角膜炎反复发作，可以考虑口服阿昔洛韦（400mg，每日 2 次）预防复发。

总之，局部类固醇治疗将控制大多数特应性角膜结膜炎患者症状。长期使用类固醇必须避免，并在治疗早期，必须考虑类固醇替代方案。

3.4　春季角膜结膜炎

3.4.1　历史回顾

春季角膜结膜炎（VKC）是一种慢性、双侧结膜炎性疾病，易在敏感性的个体中发生。2008 年，Kμmar 发表了一篇关于这种疾病的历史和描述的综述。1950 年，Beigelman 有关春季结膜炎的专著仍是这一疾病中最详尽的汇编，并且在当今依然无与伦比。

3.4.2　流行病学

春季角膜结膜炎一般在 10 岁以前发病，持续 2 ～ 10 年，往往在青春期后期就会消退。Bonini 报道在 20 多岁的年轻患者中，男性患病比女性高 11%，而在老年患者中男性和女性的比例几乎相等。在干燥炎热的气候中的年轻男性容易受到影响。地中海地区和西非是流行率最高的地区。Leonardi 研究发现少于 10% 的患者可出现典型的春季角膜结膜炎体征和症状。

在北美和西欧的大部分地区春季角膜结膜炎相对来说不是很常见。40%～75%的春季角膜结膜炎患者存在其他特应性表现（如湿疹或哮喘）等病史。40%～60%的患者有特应性家族史。正如其名字所暗含的，季节性加重是常见的，但患者仍可能会全年出现症状。

3.4.3　临床特征

严重瘙痒和畏光是春季角膜结膜炎的主要症状。此外，还可伴有异物感、上睑下垂、黏液溢出和眼睑痉挛。这些表现主要局限于结膜和角膜。与特应性角膜结膜炎相比，眼睑和盖眼睑边缘的皮肤相对不受影响。结膜可发生乳头状突起，主要发生在角膜缘或上睑板（图3-3）。睑板乳头不连续，直径大于1mm，平坦的顶端有可能会染上荧光素，这在欧洲和北美患者中发生率较高。黏稠的黏液往往与睑板乳头有关，这些俗称为"鹅卵石"乳头。

角膜缘的乳头往往呈现出凝胶状和融合样，在非洲和西印度的患者中这种表现更为常见。Horner-Trantas点是上皮细胞和

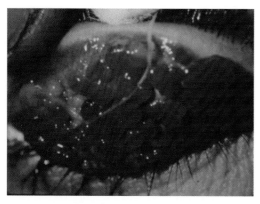

图3-3　春季角膜结膜炎。上眼睑下侧（睑板结膜）出现鹅卵石状乳头和黏稠的分泌物

嗜酸性粒细胞的集合，可以在角膜缘周围的任何子午线处发现（Trantas 1910）。这些变化可能导致角膜浅表新生血管形成。穹窿结膜通常不会显示透视收缩或睑球粘连形成。

角膜受累可能最终影响到视力。Buckley详细描述了角膜并发症的发生顺序。来自发炎睑板结膜的介质导致角膜炎的发生。这些区域的聚结导致平坦的上皮被侵蚀，并促使鲍曼膜完好无损。如果治疗不充分或不治疗，则可导致上皮缺损处纤维蛋白和黏液沉积的斑块形成。之后损伤的上皮愈合，并形成新的血管。这种所谓的盾状溃疡通常在视轴的上半部分具有较低的边界。治疗后，溃疡区域可形成上皮下环状瘢痕。角膜周边可出现一种打蜡样和萎缩样、表面基质，灰白色沉积，俗称假基质。春季角膜结膜炎中不会导致虹膜炎。

3.4.4　患者评估，诊断和鉴别诊断

根据病史和体检，做出诊断比较容易。如前所述，春季角膜结膜炎主要发生在温暖气候下的年轻男性。患者有强烈的畏光、眼睑下垂和巨乳头等症状。需要与特应性角膜结膜炎进行鉴别诊断。这两种疾病的比较结果见表3-1。几乎不需要泪液分析和细胞学检查及结膜刮擦进行细胞学和活检来帮助确定诊断。

3.4.5　治疗

表3-3总结了过敏性眼病的治疗方式。与其他任何过敏性疾病一样，避免接触过敏原是重要的，尽管许多患者皮肤试验为

阴性。对于春季角膜结膜炎患者来说，要避免接触过敏原较为困难，因为他们可能在不知不觉中发生大量的抗原抗体反应。对于大多数家庭而言，将受影响的儿童带离易发病季节以降低过敏原接触是不切实际的。作为一种避免接触过敏原的方案，替代闭塞疗法的实用性不容忽视。过敏原免疫疗法在春季角膜结膜炎中的应用存在局限性。让这些孩子对所有敏感的过敏原脱敏是不切实际的。此外，一些人认为皮肤和肺部症状对免疫治疗有反应，然而结膜却对免疫疗法反应不敏感。与局部治疗的患者相比，皮下免疫治疗确实可以促使症状改善以及使血清 IgE 显著降低。

对于有明显季节性恶化的患者，则需要短期高剂量的局部类固醇冲击疗法。通常情况下，地塞米松 0.1% 或磷酸泼尼松龙 1%，每日 8 次，持续 1 周，症状可以得到缓解。药物剂量应用迅速减少到尽可能少地维持患者舒适度。同任何其他眼部慢性炎症一样，应该限制使用类固醇，并且一旦症状得到有效控制，应马上替换成类固醇替代物。色甘酸钠是一种肥大细胞稳定剂，多次被证明在春季角膜结膜炎的治疗中有效。在病情恶化时，应给予患者类固醇冲击疗法剂量，并开始使用肥大细胞稳定药物或同时使用奥洛他定、酮替芬、依匹斯汀或氮䓬斯汀等双向作用药物（表3-3）以促使肥大细胞稳定和达到抗组胺效果。类固醇、抗组胺药和非甾体抗炎药等口服药具有多重效果。对于严重双侧视力不良疾病的治疗，可以口服类固醇，但

单独使用类固醇治疗春季角膜结膜炎并不多见。最大限度地使用非镇静抗组胺药物通常是有益的。

环孢素 A（CsA）和他克莫司的钙调磷酸酶抑制作用已被证明在治疗春季角膜结膜炎中是有效的。在春季角膜结膜炎患者中使用嗜酸乳杆菌益生菌滴眼剂的初步研究显示，其可以有效减轻患者的体征和临床症状。假使在溃疡床中形成斑块，实施浅表角膜切除术则有助于促进上皮愈合。已证实光疗角膜切除术和羊膜移植角膜切除术对春季角膜结膜炎是有效的。

气候疗法可能是有益的。这包括简单的措施，例如在眼睑处施加冷敷。在季节性恶化期间，保持空调环境或迁移到凉爽干燥的地区最有帮助。但是，经济条件和地理限制是实施这些措施的主要障碍。

报道显示，采用冷冻消融治疗上睑鹅卵石乳头可使症状在短期内得到较大改善。然而，由此形成的瘢痕可能导致眼睑和泪膜异常。发生这种并发症的风险在这种自限性疾病中是不允许的。手术切除上睑板乳头并采用穹窿结膜推进或颊黏膜移植可能会导致穹窿闭塞。事实证明，向睑板乳头注射短效或长效类固醇可有效减小其大小。据报道，切除上睑板乳头伴或不伴辅助使用丝裂霉素 C 或应用羊膜都对疾病的治疗有较大帮助。未来的治疗重点将主要是减少肥大细胞数量或功能以及细胞介导的免疫应答调节。

3.5　巨乳头性结膜炎

3.5.1　历史回顾

巨乳头性结膜炎是一种慢性炎症，最终导致上眼睑的睑板结膜衬里产生巨乳头。通常与隐形眼镜磨损有关。已有佩戴软性或硬性透气性隐形眼镜、含有眼部假体或含有与结膜接触缝线的个体罹患巨乳头性结膜炎的病例报道。

3.5.2　流行病学

巨乳头性结膜炎可影响多达 20% 的软性隐形眼镜佩戴者。10% 透气性隐形眼镜用户可发生巨乳头性结膜炎，而软性隐形眼镜用户则高达 33%。那些佩戴一次性隐形眼镜的患者和佩戴刚性隐形眼镜的患者受到大致同样影响。在睡眠期间佩戴一次性隐形眼镜比每天去除镜片发生巨乳头性结膜炎的可能性高 3 倍。一项新加坡的研究指出，在佩戴隐形眼镜导致的并发症中，巨乳头性结膜炎占 15%。患有哮喘、季节性过敏性鼻炎或动物皮屑过敏症的患者可能有更高的罹患巨乳头性结膜炎的风险，没有相关报道认为这存在性别或种族差异。

3.5.3　临床特征

巨乳头性结膜炎的症状包括晶状体摘除后的眼部瘙痒、发红、灼热、早晨增加的黏液、畏光和隐形眼镜容忍度降低。隐形眼镜上的沉积物或继发于上睑乳头状肥厚的隐形眼镜的移位可导致视物模糊（图 3-4）。首发症状可能会在患者开始佩戴隐形眼镜数月或数年后发生。

3.5.4　患者评估，诊断和鉴别诊断

在轻度巨乳头性结膜炎情况下，可能会出现小乳头。这些乳头被认为是由隐形眼镜在每次眨眼时在眼表面抬高造成的。在非常轻微的情况下，隐形眼镜在眼表面抬高的倾向可能有助于在没有可见乳头的情况下进行诊断。泪液缺乏可能是促使慢性巨乳头性结膜炎形成的一个因素。眼部检查时上眼睑发红是巨乳头性结膜炎发生的最早征兆之一，观察这个有助于对疾病进行早期诊断。随着炎症细胞进入组织，结膜的异常增厚可能进展为混浊。最终，重复性刺激导致乳头增大，这将是黏液分泌、炎症介质增加及磨损时间减少的起因。鉴别诊断包括发生在不佩戴隐形眼镜的年轻男性的春季角膜结膜炎。

3.5.5　治疗

减轻症状是巨乳头性结膜炎治疗的主要目的。需要将隐形眼镜接触时间从一天几小时减少到完全不佩戴隐形眼镜。每天使用 1 次隐形眼镜可能是患者长期患病的主要原因。然而，在更严重的情况下，需

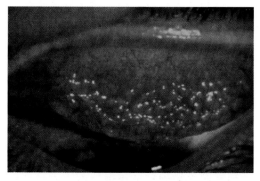

图 3-4　巨乳头性结膜炎。上眼睑下侧（睑板结膜）存在的 1mm 或更大的乳头

要更有效的方法来预防眼组织损伤。这通常需要将不佩戴隐形眼镜与局部应用抗炎药物联合起来以达到治疗的目的。

研究表明局部应用肥大细胞稳定剂在巨乳头性结膜炎治疗中是有效的。具有肥大细胞稳定性和抗组胺活性的组合药物可缓解瘙痒并减轻炎症。巨乳头性结膜炎患者在重新佩戴隐形眼镜后可能需要继续使用这些药物。局部类固醇可以每天使用 4 次，持续 2～4d。一般而言，通过治疗后可以重新佩戴隐形眼镜，但可能需要改变隐形眼镜的样式或镜片材料。

3.6　结膜激发试验

传统上，结膜激发试验（CPT）被用作诊断眼过敏的手段。结膜激发试验的内容在本章中占有重要地位，因为它是目前较为常用的用作研究过敏性结膜炎和药物疗效的人体模型系统。尽管在过敏季节对受试者进行评估仍然是研究过敏性结膜炎的重要方法，但是过敏原暴露（基于环境和生活方式）和依从性问题是收集统计学相关数据的严重障碍。

目前最广泛接受的结膜激发试验协议模型是由 Abelson 及其同事开发的。该模型允许研究人员在受控环境下检查眼对过敏原的反应。在进行结膜激发试验研究之前，受试者首先必须用商业过敏原提取物进行皮肤测试以确定每个受试者的适当过敏原和浓度。对感兴趣的过敏原进行季节性结膜激发试验是非常重要的，并且观察已公布的当地花粉计数以确保在研究过程

中不发生环境暴露。在研究设计中，两次基线访视（间隔 7d）被用于建立过敏原的阈值剂量。在第一次访视时，将增加剂量的过敏原提取物以 10min 的间隔施用于双侧眼结膜囊中，然后根据表 3-4 中所示公认的量表观察充血、瘙痒、结膜水肿和睑肿胀等症状。2.0 的反应阈值被认为反映了季节过敏性结膜炎的严重程度。

第二次（7d 后）访视对于建立眼过敏反应对阈值剂量的过敏原提取物的可重复性是必要的。结膜激发试验治疗由双盲、随机设计组成，其中将测试药物施用于一只眼并将安慰剂施用于另一只眼。10min后，用先前确定的过敏原提取物的阈值剂量对受试者进行攻击。然后根据标准化的尺度和不同时间点进行症状评估（对于后期反应，立即进行大约 20min 和延后反应6h）。随后的访问可用于检查其他感兴趣的参数，例如测试药物的预防潜力或对过敏原测试的稍后时间点的药物疗效持续时间。药物的治疗效果也可以通过结膜激发试验后药物暴露进行评估。

应用 Abelson 模型提出的结膜激发试验指南改善了人体试验中局部药物疗效评估的可重复性和客观性。优点包括标准化和阈值剂量的确认，对症状评分的标准化量表的使用，以及经处理的内部对照眼与对侧未处理的眼的比较。

结合在结膜激发试验模型中评估的临床参数，许多研究人员用结膜激发试验程序还能分析获得的泪液以确定其中存在的介质和细胞类型。研究表明，在特异反应性受试者中，结膜过敏原可刺激肥大细胞

表 3-4　结膜激发试验中症状评分的分级量表

得分	瘙痒	充血	球结膜水肿	眼睑肿胀
0.0	无	无	无	无
1.0	间歇性瘙痒感	血管轻度扩张	轻微的病变 - 用裂隙灯评估证实	轻微可检测的下眼睑肿胀
2.0	轻微持续的眼部瘙痒	血管中度扩张	中度 - 凸起的结膜	下眼睑明显肿胀
3.0	严重的眼睛瘙痒	无数明显的扩张血管	结膜充气样变	重度肿胀的下眼睑
4.0	无法治疗的眼部瘙痒	大量的、扩张的血管	—	—

释放介质，如组胺、胰蛋白酶、前列腺素、白细胞介素 C4 和白细胞介素 D4。此外，研究显示在过敏原激发后可以看到两波组胺释放高峰（20min 和 6h），这与在皮肤和呼吸道中观察到的急性和晚期反应不同。由于仅检测到早期胰蛋白酶释放高峰，表明嗜碱性粒细胞参与晚期过程或可能存在超强肥大细胞。最近，结膜激发试验模型也可以与泪液细胞因子分析技术相结合，以便更好地了解眼病用药的作用机制和变态反应性结膜炎的病理生理变化。

3.7　接触性皮炎

接触性皮炎（图 3-5）是由于与特定抗原或刺激物接触而引起的延迟性炎性超敏反应。接触性皮炎虽然不是 IgE 抗体介导的过程，但它仍然值得探讨。因为在眼附属器中，接触性皮肤结膜炎是较为常见的。不仅刺激物（通常是眼科治疗剂）的直接应用和特定抗原物质的接触，而且还通过手动接触有害刺激物或抗原来影响眼。由于存在较多物质可导致大量人群罹患接触性皮炎，它也是需要医疗护理的最常见的皮肤病之一。

3.7.1　流行病学

目前尚不清楚有多少人罹患此病，但最近国际研讨会估计接触性皮炎的发病率占西方工业国家总人口的 15% ~ 20%。

3.7.2　临床特征

接触性皮肤结膜炎的症状和体征可能包括突然出现在眼睑上的皮疹、撕裂、发

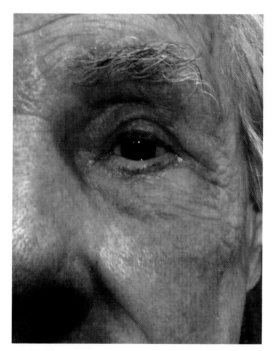

图 3-5　眼周红色皮肤，分布与滴眼液或软膏的接触面积一致

红、瘙痒、刺痛和烧灼感，以及眼的涨满感或眼睑水肿。眼睑可能会变厚、变红，有时会出现溃疡。当结膜受累时，可观察到血管舒张、水肿、水样分泌物，有时可形成乳头状结构。慢性炎症可能包括泪道闭塞、结膜瘢痕形成、角膜新血管形成和角化，但通常视力并不丧失。

多种刺激物和抗原与眼部接触性皮炎有关。已知一些使个体易患眼接触性皮炎的常见物质包括局部药物和抗生素（麻醉剂，新霉素，抗病毒药，毛果芸香碱，噻吗洛尔），眼用溶液中的防腐剂（硫柳汞，苯扎氯铵，三氯叔丁醇，氯己定，EDTA），化妆品［眼和唇，含有对氨基苯甲酸（PABA）的防晒霜，指甲产品（含甲醛树脂和磺酰胺衍生物），毛发产品（染料，永久性溶液），黏合剂（假睫毛），镍（睫毛膏）和眼镜框］，刺激性植物（毒藤，漆树，橡树）和乳胶（手套）。其他可导致接触性皮肤结膜炎的刺激性物质包括肥皂、洗涤剂、漂白剂和溶剂。

3.7.3　患者评估，诊断和鉴别诊断

与过敏性眼病一样，接触性皮肤结膜炎的诊断依赖于身体检查和全面的病史了解。需要了解患者的日常活动、用药史、隐形眼镜产品、滴眼液、化妆品、职业和爱好，并以这些信息为指导寻找相应的刺激物和抗原。鉴别诊断包括葡萄球菌感染或特应性角膜结膜炎的溃疡性结膜炎。可以利用相关测试来鉴定特定的抗原或刺激物。贴片测试是用于检测特定的抗原或刺激物灵敏度最高的诊断工具。

3.7.4　治疗

最好的治疗是避免接触刺激物。如果可以，应尝试用非刺激性药物（如隐形眼镜溶液，化妆品）替代。可以采取的舒适措施如冷敷每日 4～6 次，尽量避免用热水和肥皂以及在受影响的区域使用低效力类固醇霜（而不是可能刺激眼睛的药膏）。类固醇滴剂可以使用。

结论

过敏性眼病可分为自限性和影响视力两类疾病。过敏性结膜炎是自限性的，不会影响视力，其症状是可以通过局部使用抗组胺药来控制。巨乳头性结膜炎与隐形眼镜佩戴、眼假体或保留缝合线医源性疾病相关。在一段时间内去除有害物质并局部应用抗炎药物通常会使症状和发病减少。春季角膜结膜炎和特应性角膜结膜炎可影响视力，有可能导致角膜瘢痕形成和倒睫，对生活有一定的影响。常需要使用外用类固醇和类固醇免疫调节剂滴剂来控制症状。多种眼用药水可能会引起眼周接触性皮炎。停止使用相关药物对于缓解确诊症状至关重要。

参考文献

［1］Abelson MB, Baird RS, Allansmith MR. Tear histamine levels in vernal conjunctivitis and other ocular inflammations. Ophthalmology. 1980;87(8):812–4.

［2］Abelson MB, Chambers WA, Smith LM. Conjunctival allergen challenge.Arch Ophthalmol.

1990; 108(1):84–8.

[3] Aichane A, Campbell AM, Chanal I, Richard MC, Arnaud B, Michel FB, Bousquet J. Precision of conjunctival provocation tests in right and left eyes. J Allergy Clin Immunol. 1993;92(1 Pt 1):49–55.

[4] Allansmith MR. Pathology and treatment of giant papillary conjunctivitis. I. The U.S. perspective. Clin Ther. 1987;9(5):443–50.

[5] Allansmith MR, Korb DR, Greiner JV, Henriquez AS, Simon MA, Finnemore VM. Giant papillary conjunctivitis in contact lens wearers. Am J Ophthalmol. 1977; 83(5): 697–708.

[6] Anzaar F, Gallagher MJ, Bhat P, Arif M, Farooqui S, Foster CS. Use of systemic T-lymphocyte signal transduction inhibitors in the treatment of atopic keratoconjunctivitis. Cornea. 2008;27(8):884–8.

[7] Friedlaender MH Howes J. A double-masked, placebo-controlled evaluation of the efficacy and safety of loteprednol Etabonate in the treatment of giant papillary conjunctivitis. CLAO J. 1997;123(4):455–464.

[8] Aswad MI, Tauber J, Baum J. Plasmapheresis treatment in patients with severe atopic keratoconjunctivitis. Ophthalmology. 1988; 95(4):444–7.

[9] Autrata R, Rehurek J, Holousova M. Phototherapeutic keratectomy in the treatment of corneal surface disordersin children. Cesk Slov Oftalmol. 2002;58(2):105–11.

[10] Avunduk AM, Avunduk MC, Erdol H, Kapicioglu Z, Akyol N. Cyclosporine effects on clinical findings and impression cytology specimens in severe vernal keratoconjunctivitis. Ophthalmologica. 2001; 215(4):290–3.

[11] Bartlett JD, Howes JF, Ghormley NR, Amos JF, Laibovitz R, Horwitz B. Safety and efficacy of loteprednol etabonate for treatment of papillae in contact lensassociated giant papillary conjunctivitis. Curr Eye Res. 1993;12(4):313–21.

[12] Begley CG, Riggle A, Tuel JA. Association of giant papillary conjunctivitis with seasonal allergies. Optom Vis Sci. 1990;67(3):192–5.

[13] Beigelman MN. Vernal conjunctivitis. Los Angeles: University of Southern California Press; 1950.

[14] BenEzra D, Pe'er J, Brodsky M, Cohen E. Cyclosporine eyedrops for the treatment of severe vernal keratoconjunctivitis. Am J Ophthalmol. 1986;101(3):278–82.

[15] Bielory B. Ocular allergy treatments. Clin Rev Allergy Immunol. 2001;20:201–13.

[16] Bielory B. Therapeutic targets in allergic eye disease. Allergy Asthma Proc. 2001;22(1):25–8.

[17] Bonini S, Magrini L, Rotiroti G, Lambiase A, Tomassini M, Rumi C. The eosinophil and the eye. Allergy. 1997;52(34):44–7.

[18] Bonini S, Lambiase A, Marchi S, Pasqualetti P, Zuccaro O, Rama P, Magrini L, Juhas T, Bucci MG. Vernal keratoconjunctivitis revisited: a case series of 195 patients with long-term followup. Ophthalmology. 2000;107(6):1157–63.

[19] Bonini S, Coassin M, Aronni S, Lambiase A. Vernal keratoconjunctivitis. Eye (Lond). 2004;18(4):345–51. doi: 10.1038/sj.eye.6700675 . 6700675 [pii].

[20] Buckley RJ. Vernal keratoconjunctivitis. Int OphthalmolClin. 1988;28(4):303–8.

[21] Butrus SI, Ochsner KI, Abelson MB, Schwartz LB. Thelevel of tryptase in human tears. An indicator of activation of conjunctival mast cells. Ophthalmology. 1990;97(12):1678–83.

[22] Calderon MA, Penagos M, Sheikh A, Canonica GW, Durham SR. Sublingual immunotherapy for allergic conjunctivitis: Cochrane systematic review and meta- analysis. Clin Exp Allergy. 2011;41(9):1263–72. doi: 10.1111/j.1365-2222.2011.03835.x .

［23］ Chaudhary KP. Evaluation of combined systemic aspirin and cromolyn sodium in intractable vernal catarrh. Ann Ophthalmol. 1990;22(8):314–8.

［24］ Cook EB, Stahl JL, Lowe L, Chen R, Morgan E, Wilson J, Varro R, Chan A, Graziano FM, Barney NP. Simultaneous measurement of six cytokines in a single sample of human tears using microparticle- based fl ow cytometry: allergics vs. non-allergics. J Immunol Methods. 2001;254(1–2):109–18. doi:S0022175901004070 [pii].

［25］ Dogru M, Nakagawa N, Tetsumoto K, Katakami C, Yamamoto M. Ocular surface disease in atopic dermatitis. Jpn J Ophthalmol. 1999;43(1):53–7. doi:S0021515598000616 [pii].

［26］ Donshik PC, Ballow M, Luistro A, Samartino L. Treatment of contact lens-induced giant papillary conjunctivitis. CLAO J. 1984;10(4):346–50.

［27］ El Hennawi M. Clinical trial with 2% sodium cromoglycate(Opticrom) in vernal keratoconjunctivitis. Br J Ophthalmol. 1980;64(7):483–6.

［28］ Forister JF, Forister EF, Yeung KK, Ye P, Chung MY, Tsui A, Weissman BA. Prevalence of contact lensrelated complications: UCLA contact lens study. Eye Contact Lens. 2009;35(4):176–80. doi: 10.1097/ICL.0b013e3181a7bda1 .

［29］ Foster CS, Calonge M. Atopic keratoconjunctivitis. Ophthalmology. 1990;97(8):992–1000.

［30］ Foster CS, Duncan J. Randomized clinical trial of topically administered cromolyn sodium for vernal keratoconjunctivitis. Am J Ophthalmol. 1980;90(2):175–81.

［31］ Friedlaender MH. Diseases affecting the eye and skin. In: Freidlaender MH, editor. Allergy and immunology of the eye. Hagerstown: Harper and Row; 1979. p. 76–9.

［32］ Garrity JA, Liesegang TJ. Ocular complications of atopic dermatitis. Can J Ophthalmol. 1984;19(1):21–4.

［33］ Ghoraishi M, Akova YA, Tugal-Tutkun I, Foster CS. Penetrating keratoplasty in atopic keratoconjunctivitis.Cornea. 1995;14(6):610–3.

［34］ Guo P, Kheirkhah A, Zhou WW, Qin L, Shen XL. Surgical resection and amniotic membrane transplantation for treatment of refractory giant papillae in vernal keratoconjunctivitis. Cornea. 2013;32(6):816–20. doi: 10.1097/ICO.0b013e31826a1e53 .

［35］ Gupta V, Sahu PK. Topical cyclosporin A in the management of vernal keratoconjunctivitis. Eye. 2001;15(Pt1):39–41.

［36］ Hingorani M, Moodaley L, Calder VL, Buckley RJ, Lightman S. A randomized, placebo-controlled trial of topical cyclosporin A in steroid-dependent atopic keratoconjunctivitis. Ophthalmology. 1998;105(9):1715–20.

［37］ Hoang-Xuan T, Prisant O, Hannouche D, Robin H. Systemic cyclosporine A in severe atopic keratoconjunctivitis. Ophthalmology. 1997;104(8):1300–5.

［38］ Hogan MJ. Atopic keratoconjunctivitis. Am J Ophthalmol.1953;36:937–47.

［39］ Holland EJ, Olsen TW, Ketcham JM, Florine C, Krachmer JH, Purcell JJ, Lam S, Tessler HH, Sugar J. Topical cyclosporin A in the treatment of anterior segment inflammatory disease. Cornea. 1993;12(5):413–9.

［40］ Holsclaw DS, Whitcher JP, Wong IG, Margolis TP. Supratarsal injection of corticosteroid in the treatment of refractory vernal keratoconjunctivitis. Am J Ophthalmol. 1996;121(3):243–9.

［41］ Hurlbut WB. Cataract and retinal detachment associated with atopic dermatitis. Arch Ophthalmol. 1961;52:852–7.

［42］ Ibrahim OM, Matsumoto Y, Dogru M, Adan ES, Wakamatsu TH, Shimazaki J, Fujishima H, Tsubota K. In vivo confocal microscopy evaluation of meibomian gland dysfunction in atopic-keratoconjunctivitis patients. Ophthalmology. 2012;119(10):1961–8. doi: 10.1016/j.ophtha.2012.04.001 .

[43] Iovieno A, Lambiase A, Sacchetti M, Stampachiacchiere B, Micera A, Bonini S. Preliminary evidence of the efficacy of probiotic eye-drop treatment in patients with vernal keratoconjunctivitis. Graefes Arch Clin Exp Ophthalmol. 2008;246(3):435–41. doi: 10.1007/s00417-007-0682-6 .

[44] Jones BR. Vernal keratoconjunctivitis. Trans Ophthalmol Soc UK. 1961;81:215–28.

[45] Klemens F. Deratose, katarakt und ablatio retinae. Klin Monatsbl Augenheilkd. 1966;152:921–7.

[46] Kumar S. Vernal keratoconjunctivitis: a major review.Acta Ophthalmol. 2009;87(2):133–47. doi: 10.1111/j.1755-3768.2008.01347.x . AOS1347 [pii].

[47] Leonardi A, Lazzarini D, Motterle L, Bortolotti M, Deligianni V, Curnow SJ, Bonini S, Fregona IA. Vernal keratoconjunctivitis-like disease in adults. Am J Ophthalmol. 2013;155(5):796–803. doi: 10.1016/j.ajo.2012.11.018.

[48] Lightman S. Therapeutic considerations: symptoms, cells and mediators. Allergy. 1995;50(21 Suppl):10–3; discussion 34–8.

[49] Mahdy RA, Nada WM, Marei AA. Subcutaneous allergen specific immunotherapy versus topical treatment in vernal keratoconjunctivitis. Cornea. 2012;31(5):525–8. doi: 10.1097/ICO.0b013e3181eae270.

[50] Meisler DM, Berzins UJ, Krachmer JH, Stock EL. Cromolyn treatment of giant papillary conjunctivitis. Arch Ophthalmol. 1982;100(10):1608–10.

[51] Mendicute J, Aranzasti C, Eder F, Ostolaza JI, Salaberria M. Topical cyclosporin A 2 % in the treatment of vernal keratoconjunctivitis. Eye. 1997;11(Pt 1):75–8.

[52] Mimura T, Usui T, Yamagami S, Miyai T, Amano S. Relation between total tear IgE and severity of acute seasonal allergic conjunctivitis. Curr Eye Res. 2012;37(10):864–70. doi: 10.3109/02713683.2012.68 9069 .

[53] Miyazaki D, Nakamura T, Ohbayashi M, Kuo CH, Komatsu N, Yakura K, Tominaga T, Inoue Y, Higashi H, Murata M, Takeda S, Fukushima A, Liu FT, Rothenberg ME, Ono SJ. Ablation of type I hypersensitivity in experimental allergic conjunctivitis by eotaxin-1/CCR3 blockade. Int Immunol. 2009;21(2):187–201. doi: 10.1093/intimm/dxn137 . dxn137 [pii].

[54] Mohammed Al-Amri A. Long term follow-up of tacrolimus ointment for treatment of atopic keratoconjunctivitis. Am J Ophthalmol. 2013. Available on line, 18 Oct 2013 at: http://www.sciencedirect.com/science/article/pii/S0002939413006879#FCANote .

[55] Moscovici BK, Cesar AS, Nishiwaki-Dantas MC, Mayor SA, Marta AC, Marques JC. Atopic keratoconjunctivitis in patients of the pediatric dermatology ambulatory in a reference center. Arq Bras Oftalmol. 2009;72(6):805–10. doi: S0004-27492009000600012 [pii].

[56] Nishiwaki-Dantas MC, Dantas PE, Pezzutti S, Finzi S. Surgical resection of giant papillae and autologous conjunctival graft in patients with severe vernal keratoconjunctivitis and giant papillae. Ophthal Plast Reconstr Surg. 2000;16(6):438–42.

[57] Nomura K, Takamura E, Murata M, Fukagawa K, Uechi K. Quantitative evaluation of infl ammatory cells in seasonal allergic conjunctivitis. Ophthalmologica. 1997;211(1):1–3.

[58] Palmares J, Delgado L, Cidade M, Quadrado MJ, Filipe HP, Season Study Group. Allergic conjunctivitis: a national cross-sectional study of clinical characteristics and quality of life. Eur J Ophthalmol. 2010;20(2):257–64.

[59] Peiser M, Tralau T, Heidler J, Api AM, Arts JH, Basketter DA, English J, Diepgen TL,

Fuhlbrigge RC, Gaspari AA, Johansen JD, Karlberg AT, Kimber I, Lepoittevin JP, Liebsch M, Maibach HI, Martin SF, Merk HF, Platzek T, Rustemeyer T, Schnuch A, Vandebriel RJ, White IR, Luch A. Allergic contact dermatitis: epidemiology, molecular mechanisms, in vitro methods and regulatory aspects. Current knowledge assembled at an international workshop at BfR, Germany. Cell Mol Life Sci. 2012; 69(5):763–81. doi: 10.1007/s00018-011-0846-8.

［60］N.P. Barney and S.T. Bauer43 Potter PC. Update on sublingual immunotherapy. Ann Allergy Asthma Immunol. 2006;96(2 Suppl 1): S22–5.

［61］Power WJ, Tugal-Tutkun I, Foster CS. Long-term follow-up of patients with atopic keratoconjunctivitis. Ophthalmology. 1998;105(4):637–42. doi: 10.1016/S0161-6420(98)94017-9 . S0161-6420(98)94017-9[pii].

［62］Proud D, Sweet J, Stein P, Settipane RA, Kagey-Sobotka A, Friedlaender MH, Lichtenstein LM. Inflammatory mediator release on conjunctival provocation of allergic subjects with allergen. J Allergy Clin Immunol.1990;85(5):896–905. doi:0091-6749(90)90075-F [pii].

［63］Pucci N, Novembre E, Cianferoni A, Lombardi E, Bernardini R, Caputo R, Campa L, Vierucci A. Efficacy and safety of cyclosporine eyedrops in vernal keratoconjunctivitis. Ann Allergy Asthma Immunol. 2002;89(3):298–303.

［64］Rahi AHS. Pathology of Corneal plaque in vernal keratoconjunctivitis. In: O'Connor GR, Chandler JW, editors. Advances in immunology and immunopathology of the eye. New York: Masson; 1985.

［65］Rikkers SM, Holland GN, Drayton GE, Michel FK,Torres MF, Takahashi S. Topical tacrolimus treatment of atopic eyelid disease. Am J Ophthalmol. 2003;135(3):297–302.

［66］Rosario N, Bielory L. Epidemiology of allergic conjunctivitis. Curr Opin Allergy Clin Immunol. 2011;11(5):471–6. doi: 10.1097/ACI.0b013e32834a9676.

［67］Saini JS, Gupta A, Pandey SK, Gupta V, Gupta P. Effi cacy of supratarsal dexamethasone versus triamcinolone injection in recalcitrant vernal keratoconjunctivitis. Acta Ophthalmol Scand. 1999;77(5):515–8.

［68］Secchi AG, Tognon MS, Leonardi A. Topical use of cyclosporine in the treatment of vernal keratoconjunctivitis. Am J Ophthalmol. 1990;110(6):641–5.

［69］Sorkin EM, Ward A. Ocular sodium cromoglycate. An overview of its therapeutic efficacy in allergic eye disease. Drugs. 1986;31(2):131–48.

［70］Spergel JM. Epidemiology of atopic dermatitis and atopic march in children. Immunol Allergy Clin North Am. 2010;30(3):269–80. doi: 10.1016/j.iac.2010.06.003. S0889-8561(10)00047-0 [pii].

［71］Sridhar MS, Sangwan VS, Bansal AK, Rao GN. Amniotic membrane transplantation in the management of shield ulcers of vernal keratoconjunctivitis. Ophthalmology. 2001;108(7):1218–22.

［72］Stumpf T, Luqmani N, Sumich P, Cook S, Tole D. Systemic tacrolimus in the treatment of severe atopic keratoconjunctivitis. Cornea. 2006;25(10):1147–9. doi: 10.1097/01.ico.0000240091.11854.14 . 00003226-200612000- 00003 [pii].

［73］Tabbara KF, Al-Kharashi SA. Efficacy of nedocromil 2% versus fl uorometholone 0.1%: a randomised, double masked trial comparing the effects on severe vernal keratoconjunctivitis. Br J Ophthalmol. 1999; 83(2):180–4.

［74］Takamura E, Uchio E, Ebihara N, Okamoto S, Kumagai N, Shoji J, Nakagawa Y, Namba K, Fukushima A, Fujishima H, Miyazaki D, Ohashi Y. A prospective, observational, allprescribed-patients study of cyclosporine 0.1 % ophthalmic solution in the treatment of vernal keratoconjunctivitis. Nihon Ganka Gakkai Zasshi. 2011;115(6):508–15.

[75] Tanaka M, Takano Y, Dogru M, Fukagawa K, Asano-Kato N, Tsubota K, Fujishima H. A comparative evaluation of the efficacy of intraoperative mitomycin C use after the excision of cobblestone-like papillae in severe atopic and vernal keratoconjunctivitis. Cornea. 2004;23(4):326–9.

[76] Tanaka M, Dogru M, Takano Y, Miyake-Kashima M, Asano-Kato N, Fukagawa K, Tsubota K, Fujishima H. Quantitative evaluation of the early changes in ocular surface inflammation following MMC-aided papillary resection in severe allergic patients with corneal complications. Cornea. 2006;25(3):281–5. doi: 10.1097/01. ico.0000183533.14899.8d. 00003226-200604000- 00007 [pii].

[77] Teo L, Lim L, Tan DT, Chan TK, Jap A, Ming LH. A survey of contact lens complications in Singapore. Eye Contact Lens. 2011;37(1):16–9. doi: 10.1097/ICL.0b013e3182048f99 .

[78] Thoft RA. Keratoepithelioplasty. Am J Ophthalmol. 1984;97(1):1–6.

[79] Tomida I, Schlote T, Brauning J, Heide PE, Zierhut M. Cyclosporin A 2% eyedrops in therapy of atopic and vernal keratoconjunctivitis. Ophthalmologe. 2002; 99(10):761–7.

[80] Trantas A. Sur le catarrhe prntanier. Arch Ophthalmol (Paris). 1910;30:593–621.

[81] Tuft SJ, Kemeny DM, Dart JK, Buckley RJ. Clinical features of atopic keratoconjunctivitis. Ophthalmology. 1991;98(2):150–8.

[82] Verin PH, Dicker ID, Mortemousque B. Nedocromil sodium eye drops are more effective than sodium cromoglycate eye drops for the long-term management of vernal keratoconjunctivitis. Clin Exp Allergy. 1999;29(4):529–36.

[83] Vichyanond P, Tantimongkolsuk C, Dumrongkigchaiporn P, Jirapongsananuruk O, Visitsunthorn N, Kosrirukvongs P. Vernal keratoconjunctivitis: result of a novel therapy with 0.1 % topical ophthalmic FK-506 ointment. J Allergy Clin Immunol. 2004;113(2):355– 8. doi:S0091674903026113 [pii].

[84] Wakamatsu TH, Tanaka M, Satake Y, Dogru M, Fukagawa K, Igarashi A, Fujishima H. Eosinophil cationic protein as a marker for assessing the efficacy of tacrolimus ophthalmic solution in the treatment of atopic keratoconjunctivitis. Mol Vis. 2011;17:932–8.

[85] Yoneda K, Okamoto H, Wada Y, Morita K, Takahashi M, Ogura Y, Imamura S. Atopic retinal detachment. Report of four cases and a review of the literature. Br J Dermatol. 1995;133(4):586–91.

第四章

角膜疾病影像检查技术

4.1 前言

自 17 世纪伊始，Christopher Scheiner 将角膜表面的反光影像与光滑的小石球进行比较来推测角膜表面曲率，此后角膜影像技术发展迅速。如今，诸如共聚焦显微镜、眼前节光学相干断层扫描（OCT）和角膜内皮显微镜等技术能够对健康和患病眼进行成像与分析，而这些在以前是无法仅用小石球来评估的。这些影像学检查方法能够对微小疾病进行评估，如非典型感染性角膜炎、Fuchs 角膜内皮营养不良及角膜内皮移植术后的贴附情况。

4.2 共聚焦显微镜

共聚焦显微镜使得活体角膜的冠状面光学切片成像成为可能。Petran 等描述了第一台共聚焦激光扫描显微镜。该显微镜能够在组织内获得高分辨率的细胞图像。共聚焦显微镜无须染色就可以拍摄平行于组织表面 2 ～ 20μm 厚度的光学切片。

4.2.1 功能

传统的光学显微镜收集从物体反射回来的所有光线的总和，以及来自显微镜物镜焦平面上方和下方的光线。这会产生光学噪点，从而导致图像模糊，分辨率有限。因此，为了提高分辨率，样品需要切成薄片。这需要对样本进行物理切片，并应用组织染色，很显然这不适用于活体内成像，并可能受到制片过程中人为因素的影响。

在共聚焦显微镜中，正如 1957 年 Minsky 在他的专利中首次描述的那样，针孔光源和它的共轭针孔检测器限制了焦平面以外光线的通过。以本质上来说，光源的焦点和显微镜光学物镜的焦点一一对应，这使得细胞的分辨率非常高。

Petran 等认为，由于这种针孔设计的视野非常小，因此必须通过扫描获得完整的视野。与串联扫描一样，它可以通过旋转由数以千计螺旋排列的针孔构成的转盘对样品进行完整扫描，并由光学共轭源探测器同步采集信息。共聚焦显微镜的反射装置利用一个光学狭缝，通过反射镜系统机械移动狭缝光束扫描检测区域。部分共聚焦系统使用激光光源，而其他则使用白光源。

获取的图像平行于组织表面。显微镜可以在 z 轴快速调整并扫描组织。视频和数码影像功能在显微镜上可用，这使得检查者在采集后可以获取全层角膜数据。该技术还可以进行角膜的三维重建以及不同时间点的影像学研究。

该技术的局限性有：必须获得多个切片才能评估更大范围的角膜组织，以及图像采集和处理的时间。获取单张图像的时间通常少于 1/30s，临床设置的观察时间约为 5min。

4.2.2　正常解剖

共聚焦显微镜拍摄获得的光学切片平行于组织表面。临床医生通常熟知的是垂直于表面截面（冠状面）的角膜解剖结构。因此，检查者必须了解平行于角膜表面的不同深度处的正常角膜组织外观，从而更好地进行检查评估。角膜组织的每一层都可以成像，包括穿过层与层之间的结构，如神经、血管和角膜基质细胞。了解细胞和神经的密度也很重要，可以根据角膜深度和中心位置与偏心位置的不同进行鉴别。

表层上皮表现为具有明亮、高反射中心核的细胞团。基底上皮细胞较小，细胞核不可见。前弹力层呈现为无定形膜，可由前弹力层下的基底下神经丛识别。该神经丛表现为一层细密的纤维膜。角膜基质由高反射性的"豆形"基质细胞核组成，最密集处刚好位于前弹力层之后，且密度

随后降低。当基质细胞被激活时基质细胞体变得可见。可以看到神经贯穿基质，比浅层所见的神经更大。除非有显著的纤维化，否则后弹力层在共聚焦显微镜下不可见。角膜内皮由六角形细胞组成，具有明亮的细胞体和黑色的边界，与角膜内皮显微镜相似（图 4-1）。

共聚焦显微镜还可以记录角膜内每个图像的深度，这可以帮助确定组织内瘢痕、异物或病原体位置的深度。

眼前节共聚焦显微成像的其他用途包括结膜、眼睑和角巩缘的影像学检查。

4.2.3　临床应用

共聚焦显微镜的主要优点之一是无须角膜切片或染色即可进行活体内成像。在临床上，可以对合作患者舒适地进行共聚焦显微镜检查。共聚焦显微镜已经应用在包括感染、遗传性疾病（营养不良）、屈光、手术和其他多种病理情况下。

在临床实践中，共聚焦显微镜已被用于鉴定角膜内棘阿米巴包囊和滋养体、细菌、真菌和其他病原体。在临床研究中，还可以用于评估屈光手术后的反应与并发症、角膜损伤修复过程及多种角膜疾病。

共聚焦显微镜已被证明可用于棘阿米巴角膜炎的诊断。采用这种影像学检查方法可以对包囊形态的外观进行区分。

包囊是一个直径 $10 \sim 30\mu m$ 的双壁六角形，且具有高反射结构。周边可有一透亮区域，代表基质的微空洞（图 4-2）。滋养体的形态也可见，但是更难以与周围的正常基质细胞核相辨别。该生物体已被证

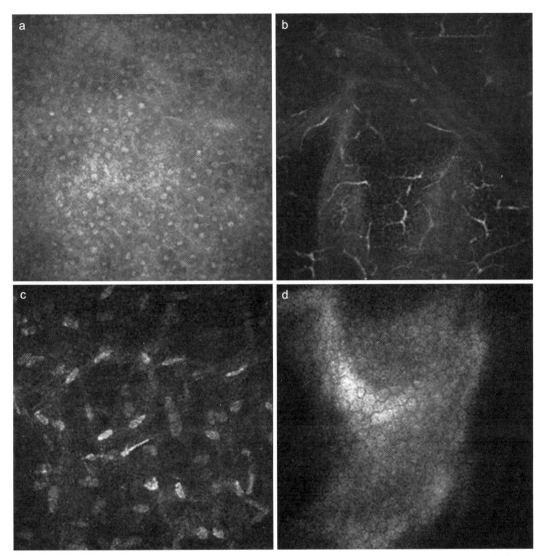

图 4-1　共聚焦显微镜拍摄的角膜各层。角膜上皮：可见明亮的细胞核（a）；基底下神经丛（b）；角膜基质与基质细胞（c）；角膜内皮与六边形细胞边界（d）

明与角膜神经有关，代表了一种放射状角膜神经炎。共聚焦显微镜也可以帮助指导临床医生治疗出现这种难以治愈的情况。

共聚焦显微镜也可用于探究真菌性角膜炎。其特征是高反射的菌丝或出芽形态（图 4-3）。这些菌丝平行于角膜表面传播。共聚焦显微镜有助于诊断，特别是在不能进行培养的深度感染情况下。

由于尺寸较小，大多数细菌类型不能通过共聚焦显微镜进行区分。除了丝状细菌星状诺卡菌，它表现为一种高反射的珠状分枝细丝，分枝通常为直角。研究人员也曾观察到细菌成团聚集。

虽然病毒不可见，但可以表现出许多伴随此类感染的炎症形式。流行性角结膜炎后可见的上皮下浸润可表现为基底上皮

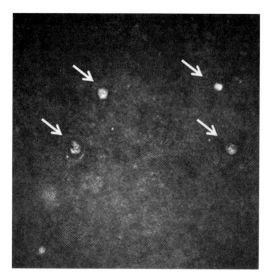

图 4-2 角膜上皮中的棘阿米巴包囊（箭头）。注意有透亮区和环绕光环的高反射阿米巴

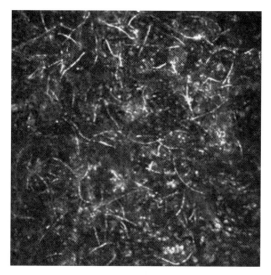

图 4-3 共聚焦显微镜拍摄的真菌菌丝。注意高反射的菌丝。通过培养，该真菌被鉴定为交链孢菌种

和基质前的高反射朗格汉斯细胞。在单纯疱疹性角膜炎中已报道可见高反射梭形细胞（激活的基质细胞）和圆形细胞（炎症细胞）。

共聚焦显微镜已被用于评估眼科手术术后并发症，例如穿透性角膜移植术后的上皮增殖以及穿透性角膜移植术后保留的后弹力层的确认。在上皮增殖中，检查者会在内皮层寻找与上皮一致的圆形高反射细胞核。已有报道，穿透角膜移植术后，移植角膜每层的细胞密度均有所下降。

在屈光手术中，共聚焦显微镜已被用于研究切口愈合及手术并发症。准分子激光角膜切削术（PRK）后的角膜雾状混浊与激活的基质细胞的存在相关。更深的切削会导致更多激活的基质细胞，且维持更长的激活时间。PRK 后角膜神经密度显著降低，但在术后 24 个月恢复。

在准分子激光原位角膜磨镶术（LASIK）中，角膜神经密度在术后 1 年、2 年和 3 年显著降低，直到术后 5 年才恢复至接近术前密度。这可能是 LASIK 术后干眼的一个重要原因。

前文已经提到了各种角膜营养不良。如上皮基底营养不良、格子状角膜营养不良、Schnyder 结晶状角膜营养不良、Thiel-Behnke 角膜营养不良、Reis-Bucklers 角膜营养不良、颗粒状角膜营养不良和 Fuchs 内皮营养不良，这些都是以共聚焦显微镜表现为特征的。Fuchs 内皮营养不良在共聚焦显微镜上表现为类似于角膜内皮显微镜的细胞多形性。然而，在 Fuchs 营养不良影像学检查中，共聚焦显微镜优于角膜内皮显微镜的一点是能够对水肿、混浊的角膜进行成像，而角膜内皮显微镜则做不到。

虹膜角膜内皮（ICE）综合征的共聚焦显微镜检查显示角膜内皮细胞与上皮样细胞的形态一致（图4-4）。

共聚焦显微镜在角膜中的应用也涵盖了糖尿病等全身性疾病的评估，以及诊断糖尿病性神经病变，或用于评估多发性骨髓瘤结晶性角膜病。

4.3 角膜内皮显微镜

1968年，David Maurice发明了角膜内皮显微镜，随后在1975年，Bourne，Kaufman和Laing共同改良投入临床使用。角膜内皮显微镜是一种利用从角膜内皮和房水的光学界面反射的光对组织进行成像的技术。

4.3.1 正常解剖

临床角膜内皮显微镜可以定量评估内皮细胞密度（ECD）和形态，间接进行功能测量。ECD的变化比绝对值更重要。形态学测量参数提供与细胞群是否处于应激状态有关的信息。变异系数（CV）测量细胞大小的变化，六角形细胞的百分比（%HEX）测量细胞形状的变化（多形性）（图4-5）。

在大多数人中，ECD会随着时间逐渐减少。从出生开始的前几年，细胞减少速度最为迅速。60岁以后，大多数人ECD明显下降，但个体间差异很大。平均而言，与年龄有关的细胞减少约为每年0.5%。尽管年龄组之间差异很大，但大多数患者，即使是那些年龄大于70岁的患者，其

ECD至少应为2000个/mm^2，变异系数小于0.40，并且超过50%的六角形细胞。

4.3.2 临床应用

角膜内皮显微镜可用于评估供体角膜、鉴定角膜营养不良，以及为术前和术后治疗提供有价值的信息。ECD在300~700个/mm^{2}预计会发生角膜

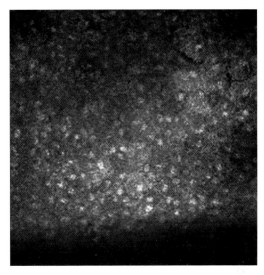

图4-4 共聚焦显微镜拍摄的虹膜角膜内皮综合征。注意在角膜内皮水平有上皮样细胞，伴高反射细胞核

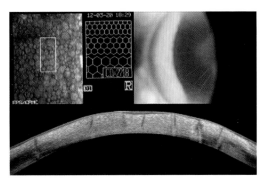

图4-5 角膜内皮显微镜与眼前节光学相干断层扫描显示放射状角膜切开术后的内皮细胞。注意OCT能够确定每个放射切口的上皮重塑深度

水肿。假设一次眼内手术中细胞丢失率为 0 ～ 30%，患者 ECD 应至少达到 1000 ～ 1200 个 /mm^2 才能安全地进行大部分眼前节手术，而不会增加术后永久性角膜水肿的风险。在评估术后早期角膜时，中央和周边部的影像学检查可确定 ECD 和形态学的区域差异。多种方式行白内障手术后内皮细胞丢失的报道已经证明有大量细胞丢失，但在使用粘弹剂和现代小切口技术进行简单白内障超声乳化和后房型晶状体内置入术后，细胞丢失率降至未检测到丢失的 20%。

Fuchs 角膜内皮营养不良（FECD）是一种女性多见的渐进性双侧角膜内皮疾病，可导致进行性角膜基质水肿，并最终导致上皮水肿和上皮下纤维化。FECD 中角膜赘疣渐进性发生形态学改变，多形性增加，最初开始于中央部。这导致许多外科医生利用角膜内皮成像来辅助预测术后效果。

虹膜角膜内皮（ICE）综合征是一组女性多见的单侧非家族性进行性疾病，表现为内皮细胞角度变圆，细胞定义丧失，五角形细胞改变，且小于正常，同时也表现出反射性逆转。与之相比，后部多形性角膜营养不良（PPCD）是一种双侧非进展性常染色体显性疾病，临床表现与 ICE 综合征相似，这使诊断复杂化。然而，使用角膜内皮显微镜检查，PPCD 的囊泡外观为深黑色边界的双环状，病灶位于内皮前部，可用于区分 PPCD 和 ICE 综合征。

许多研究者已经研究了准分子激光角膜切削术（PRK）和准分子激光原位角膜磨镶术（LASIK）对角膜内皮的影响。大多数研究表明 LASIK 和 PRK 都不会导致内皮细胞密度下降；然而，在角膜内皮 200μm 以内的基质切削会导致内皮结构改变和后弹力层上沉积物的形成。

在评估穿透性角膜移植术的多中心角膜供体研究（CDS）的角膜内皮显微镜辅助研究（SMAS）中，内皮细胞丢失率从基线到术后 5 年达到了惊人的 70%。这与 SMAS 中的功能状态不直接相关；具有清晰移植物的受试者中有 14% 的 ECD 低于 500 个 /mm^2。该研究指出，在移植的整个生命周期中细胞丢失持续存在，6 个月时的 ECD 与长期移植成功率高度相关。

自 2005 年以来，内皮角膜移植术（EK）迅速成为内皮营养不良的主要治疗方法，在 2011 年几乎超过了穿透性角膜移植术，并在 2012 年差距进一步扩大。2013 年，EBAA 报道了 24 987 例内皮角膜移植术。该手术已应用于所有内皮衰竭病症，占全美国眼角膜移植 40% 的病因。

与 PKP 相比，大多数研究者报道 EK 术后 6 个月内细胞丢失明显增加。有趣的是，尽管与 PKP 相比，1 年时细胞丢失更多，但是与 PKP 不同的是，数名研究者观察到细胞丢失率在 6 个月左右开始平稳。1 年后，第 2 年和第 3 年的丢失最少，6 个月至 2 年之间为 7%，6 个月至 3 年之间为 8%，而在角膜供体研究（CDS）的角膜内皮显微镜辅助研究（SMAS）中行 PKP 患者的这一比例为 42%。

在 1 型糖尿病中，细胞密度随着年龄而显著降低。糖尿病角膜也表现出多形性的增加以及六角形细胞百分比降低。

4.4　眼前节光学相干断层扫描

眼前节光学相干断层扫描（OCT）是一种高分辨率的横断面成像技术，最初830nm的波长是为视网膜成像而设计的。Izatt等在1994年首先报道应用于眼前节。由于眼前节中散射组织的穿透有限，因此发展出更长的波长——1310nm。

目前，我们刚刚开始重视 AS-OCT 的应用。与高分辨率眼后节 OCT 一样，临床医生现在认识到 AS-OCT 对诊断、监测进展和临床决策的重要性。

4.4.1　功能

眼前节 OCT 是一种基于光波的仪器，根据红外光的反射率（折射率）——从表面反射的光波能量与撞击相同界面的光波能量之间的比率区分眼部结构。

1310nm 波长的光波被水强烈吸收。穿透角膜的光波只有不到 7% 到达视网膜，因此能够安全使用更高功率的能量（角膜 15mW 相比于视网膜 0.7 nW）。眼前节扫描使用 20 倍以上的功率相当于 20 倍的扫描速度而没有信号电平损失。较长的波长也相当于在不透明组织如角膜缘、巩膜和虹膜中散射减少。此外，较长的波长能够使角膜缘穿透更深，从而观察巩膜突和房角隐窝。

同心或"弧形"扫描从角膜前后表面以及基质胶原薄片产生均匀强烈的反射。由于 OCT 光束沿着胶原薄片横向扫描，因此该扫描保持几乎垂直的入射角。来自正常结构的强烈反射降低了角膜瘢痕和 LASIK 角膜瓣的对比度，使得这些特征的观察变得困难。扫描宽度受限于物镜直径。

"矩形"或"远心"扫描可以使得图像失真最小化，并为角膜成像提供一系列有用的对比。在角膜顶点，强烈的反射显示了精确的角膜标志（图 4-6）。在周边部，正常角膜表面和层状反射减弱，但仍然可见。

潜在的局限性包括色素的穿透，以及睫状沟、晶状体悬韧带和睫状体的成像。图像的处理、角膜折射的补偿和患者的固视是造成伪影的潜在原因。未处理的图像由于空气 - 角膜和角膜 - 水界面的折射率而变形。通过使用费马原理的计算机软件来消除"扭曲"畸变。

为了精确测量精细的解剖结构，扫描必须准确地对齐并操作。波长 1310nm 可以更深地穿透组织，轴向约 18μm。

由于散射减少，AS-OCT 可以更好地穿透巩膜、房角和虹膜这类混浊组织。虽然 830nm 的波长产生 3 ~ 5μm 的更高的轴向分辨率，但较短的波长会导致对不透

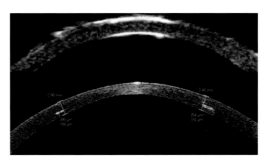

图 4-6　超声生物显微镜（上）与眼前节 OCT（下）的对比。注意 OCT 的分辨率能够识别角膜交界瘢痕，而超声无法观察

明组织的穿透性较差以及较浅的穿透深度。有些检查者认为最适合于角膜检查的波长为较浅的 830nm。

4.4.2　临床应用

AS-OCT 的应用包括角膜测量、角膜环植入的术前评估、房角关闭评估以及虹膜和晶状体位置的检查。AS-OCT 通常用作非侵入性的动态房角镜检查、虹膜切开术后影像学检查、小梁切除术和（或）引流术术后管理，以及提供角膜和前房深度的高分辨率图像。通过准确的检查和度量工具的应用，可以对房角及中央前房深度进行分级。大多数 AS-OCT 系统也能为中央角膜提供厚度测量。

为了充分了解高分辨率成像的优势，傅里叶域 OCT 可以提高眼前节病理变化的观察，如角膜赘疣、格状线、上皮下改变和不规则的前弹力层。

4.4.3　AS-OCT 和 UBM

一般来说，由于其分辨率（3～5μm）与超声生物显微镜（UBM）（100μm）相比有着显著优势，AS-OCT 是大多数眼前节结构检查的更佳选择（图 4-6 和图 4-7）。

除了 AS-OCT 之外，UBM 也可用于眼前节和前房角的横断面成像。与 AS-OCT 相比，UBM 的独特优势在于可以显示虹膜后面的结构，如睫状体、晶状体悬韧带和周边晶状体。然而，UBM 的检查相对来说更不舒服，需要高度熟练的操作员才能获得高质量的图像，并且传统 UBM 设备的扫描宽度有限（5mm×5mm）。

除了其他影像学检查无法穿透的严重角膜混浊的情况外，该检测方法很少有显著优势。

结论

没有一种影像学技术能够提供对角膜进行完全评估的所有信息。我们致力于评估角膜解剖结构的成像，同时我们也期待着能评估角膜功能状态的成像系统。各种影像学检查方式协同以获取近乎完整的角膜情况。AS-OCT 成像为临床医生提供了用于角膜和眼前节的体内快速横断面成像工具。除了已应用于各种角膜和虹膜疾病之外，虹膜体积和前房容积的研究正在探索中。近来，人们对动态因素的评估越来越有兴趣，如虹膜体积，这可能用于识别急性原发性闭角风险。

AS-OCT 成像为临床医生提供角膜和眼前节的活体内横断面成像，用途广泛。进一步研究将继续增加该仪器在临床诊断中的应用。

共聚焦显微镜为临床医生和研究人员

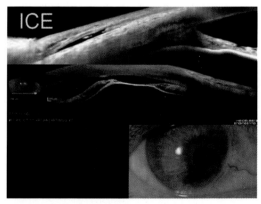

图 4-7　ICE 综合征眼前节 OCT 显示房角关闭和周边部前粘连及对应的裂隙灯照片

提供了在细胞水平分辨率下角膜活体内成像，用途广泛。进一步的研究将继续增加该仪器在临床诊断中的应用。

参考文献

［1］ Asrani S, Sarunic M, Santiago C, Izatt J. Detailed visualization of the anterior segment using fourier-domain optical coherence tomography. Arch Ophthalmol. 2008; 126(6):765–71.

［2］ Bourne WM, Kaufman HE. Specular microscopy of human corneal endothelium in vivo. Am J Ophthalmol. 1976; 81(3):319–23.

［3］ Brooks AM, Grant G, Gillies WE. Differentiation of posterior polymorphous dystrophy from other posterior corneal opacities by specular microscopy. Ophthalmology. 1989;96(11): 1639–45.

［4］ Cavanagh HD, Petroll WM, Alizadeh H, He YG, McCulley JP, Jester JV. Clinical and diagnostic use of in vivo confocal microscopy in patients with corneal disease. Ophthalmology. 1993; 100(10):1444–54.

［5］ Cavanaugh HD, Jester JV, Essepian J, Shields W, Lemp MA. Confocal microscopy of the living eye. CLAO J. 1990; 16(1):65–73.

［6］ Cavanaugh HD, Petroll WM, Jester JV. The application of confocal microscopy to the study of living systems. Neurosci Biobehav Rev. 1993; 17(4):483–98.

［7］ Chang PY, Carrel H, Huang JS, Wang IJ, Chen WL, Wang JY, Hu FR. Decreased density of corneal basal epithelium and subbasal corneal nerve bundle changes in patients with diabetic retinopathy. Am J Ophthalmol. 2006; 142(3):488–90.

［8］ Chen MC, Cortes DE, Harocopos G, Mannis MJ. Epithelial downgrowth after penetrating keratoplasty: imaging by high-resolution optical coherence tomography and in vivo confocal microscopy. Cornea. 2013;32(11):1505–8.

［9］ Chiou AG, Kaufman SC, Beuerman RW, Ohta T, Soliman H, Kaufman HE. Confocal microscopy in corneal guttata and Fuchs' endothelial dystrophy. Br J Ophthalmol. 1999;83(2):185–9.

［10］ Chiou AG, Kaufman SC, Beuerman RW, Ohta T, Yaylali V, Kaufman HE. Confocal microscopy in the iridocorneal endothelial syndrome. Br J Ophthalmol. 1999;83(6):697–702.

［11］ Dhaliwal JS, Kaufman SC, Chiou AGY. Current applications of clinical confocal microscopy. Curr Opin Ophthalmol. 2007; 18(4):300–7.

［12］ Díaz-Valle D, Benítez del Castillo Sánchez JM, Castillo A, Sayagués O, Moriche M. Endothelial damage with cataract surgery techniques. J Cataract Refract Surg. 1998; 24(7):951–5.

［13］ Edelhauser HF. The resiliency of the corneal endothelium to refractive and intraocular surgery. Cornea. 2000;19(3):263–73.

［14］ Erie JC. Corneal wound healing after photorefractive keratectomy: a 3-year confocal microscopy study. Trans Am Ophthalmol Soc. 2003;101:293–333.

［15］ Erie JC, McLaren JW, Hodge DO, Bourne WM. Recovery of corneal subbasal nerve density after PRK and LASIK. Am J Ophthalmol. 2005;140(6):1059–64.

［16］ Eye Bank Association of America. 2013 Eye Banking Statistical Report. 2008. http://www.restoresight. org/wp-content/ uploads/2013/04/2012_Statistical_ Report_ FINAL-reduced-size-4-10.pdf

［17］ Glasser DB, Matsuda M, Gager WE, Edelhauser HF. Corneal endothelial morphology after anterior chamber lens implantation. Arch Ophthalmol. 1985;103(9):1347–9.

［18］ Huang D, Swanson EA, Lin CP, et al. Optical coherence tomography. Science.

1991;254:1178–81.

[19] Izatt JA, Hee MR, Swanson EA, et al. Micrometer-scale resolution imaging of the anterior eye in vivo with 4 Imaging Techniques for Corneal Disorders 54 optical coherence tomography. Arch Ophthalmol. 1994 112:1584–9.

[20] Kaufman SC, Kaufman HE. How has confocal microscopy helped us in refractive surgery? Curr Opin Ophthalmol. 2006;17:380–8.

[21] Kaufman SC, Beuerman RW, Kaufman HE. Diagnosis of advanced Fuchs' endothelial dystrophy with the confocal microscope. Am J Ophthalmol. 1993;116(5):652–3.

[22] Kaufman SC, Laird JA, Cooper R, Beuerman RW. Diagnosis of bacterial contact lens related keratitis with the white-light confocal microscope. CLAO J. 1996;22(4):274–7.

[23] Kitzmann AS, Winter EJ, Nau CB, McLaren JW, Hodge DO, Bourne WM. Comparison of corneal endothelial cell images from a noncontact specular microscope and a scanning confocal microscope. Cornea. 2005;24(8):980–4.

[24] Kobayashi A, Sakurai M, Shirao Y, Sugiyama K, Ohta T, Amaya-Ohkura Y. In vivo confocal microscopy and genotyping of a family with Thiel-Behnke (honeycomb) corneal dystrophy. Arch Ophthalmol. 2003;121(10):1498–9.

[25] Kobayashi A, Fujiki K, Murakami A, Sugiyama K. In vivo laser confocal microscopy findings and mutational analysis for Schnyder's crystalline corneal dystrophy. Ophthalmology. 2009;116(6):1029–37.

[26] Koester C. Scanning mirror microscope with optical sectioning characteristics: applications in ophthalmology. Appl Opt. 1980;19:1749–57.

[27] Laing RA, Leibowitz HM, Oak SS, Chang R, Berrospi AR, Theodore J. Endothelial mosaic in Fuchs' dystrophy. A qualitative evaluation with the specular microscope. Arch Ophthalmol. 1981;99(1):80–3.

[28] Lass JH, Sugar A, Benetz BA, et al. Endothelial cell density to predict endothelial graft failure after penetrating keratoplasty. Arch Ophthalmol. 2010;128(1):63–9.

[29] Lemp MA, Dilly PN, Boyde A. Tandem-scanning (confocal) microscopy of the full thickness cornea. Cornea. 1985–1986;4(4):205–9.

[30] Mathers WD, Sutphin JE, Folberg R, et al. Confirmation of confocal microscopy diagnosis of Acanthamoeba keratitis using polymerase chain reaction analysis. Arch Ophthalmol. 2000;118:178–83.

[31] Maurice DM. Cellular membrane activity in the corneal endothelium of the intact eye. Experientia. 1968;24(11):1094–5.

[32] Mazzotta C, Caragiuli S, Caporossi A. Confocal microscopy in a case of crystalline keratopathy in a patient with smouldering multiple myeloma. Int Ophthalmol. 2014;34(3):651–4.

[33] McVeigh K, Cornish KS, Reddy AR, Vakros G. Retained Descemet's membrane following penetrating keratoplasty for Fuchs' endothelial dystrophy: a case report of a post-operative complication. Clin Ophthalmol. 2013;7:1511–4.

[34] Minsky M. Memoir on inventing the confocal microscope. Scanning. 1988;10:128–38.

[35] Mishima S. Clinical investigations on the corneal endothelium. Ophthalmology. 1982;89(6):525–30.

[36] Moller-Pederson T, Cavanaugh HD, Petroll WM, Jester JV. Stromal wound healing explains refractive instability and haze development after photorefractive keratectomy: a 1-year confocal microscopic study. Ophthalmology. 2000;107(7):1235–45.

[37] Naroo SA, Cervino A. Corneal topography and its role in refractive surgery. In: Narco SA, Butterworth H, editors. Refractive surgery: a guide to assessment and management. London:

Elsevier; 2004. p. 9–16.

［38］Niederer R, Perumal D, Sherwin T, et al. Corneal innervation and cellular changes after corneal transplantation: an in vivo confocal microscopy study. Invest Ophthalmol Vis Sci. 2007;48:621–6.

［39］Patel DV, Sherwin T, McGhee CNJ. Laser scanning in vivo confocal microscopy of the normal human corneoscleral limbus. Invest Ophthalmol Vis Sci. 2006;47(7):2823–7.

［40］Petran M, Hadravsky M, Egger MD, Galambos R. Tandem-scanning reflected-light microscope. J Opt Soc Am. 1968;58:661–4.

［41］Petran M, Hadravsky M, Benes J, Boyde A. In vivo microscopy using the tandem scanning microscope. Ann N Y Acad Sci. 1986;483:440–7.

［42］Petroll WM, Cavanaugh HD, Jester JV. Three-dimensional imaging of corneal cells using in vivo confocal microscopy. J Microsc. 1993;170(Pt 3):213–9.

［43］Pfi ster DR, Cameron JD, Krachmer JH, Holland EJ. Confocal microscopy findings of Acanthamoeba keratitis. Am J Ophthalmol. 1997;115:714–8.

［44］Pichierri P, Martone G, Loffredo A, Traversi C, Polito E. In vivo confocal microscopy in a patient with conjunctival lymphoma. Clin Experiment Ophthalmol. 2008;36(1):67–9.

［45］Price Jr FW, Price MO. Does endothelial cell survival differ between DSEK and standard PK? Ophthalmology. 2009;116(3):367–8.

［46］Prydal JI, Franc F, Dilly PN, Kerr Muir MG, Corbett MC, Marshall J. Keratocyte density and size in conscious humans by digital image analysis of confocal images. Eye (Lond). 1998;12(pt 3a):337–42.

［47］Radhakrishnan S, Rollins AM, Roth JE, et al. Real-time optical coherence tomography of the anterior segment at 1310 nm. Arch Ophthalmol. 2001;119:1179–85.

［48］Rosenberg ME, Tervo TM, Petroll WM, Vesaluoma MH. In vivo confocal microscopy of patients with corneal recurrent erosion syndrome or epithelial basement membrane dystrophy. Ophthalmology. 2000;107(3):565–73.

［49］Rosenberg ME, Terno TM, Muller LJ, Moilanen JA, Vesaluoma MH. In vivo confocal microscopy after herpes keratitis. Cornea. 2002;21(3):265–9.

［50］Schultz RO, Matsuda M, Yee RW, Edelhauser HF, Schultz KJ. Corneal endothelial changes in type I and type II diabetes mellitus. Am J Ophthalmol. 1984;98(4):401–10.

［51］Sherrard ES, Novakovic P, Speedwell L. Age-related changes of the corneal endothelium and stroma as seen in vivo by specular microscopy. Eye (Lond). 1987;1(Pt 2):197–203.

［52］Sherrard ES, Frangoulis MA, Muir MG. On the morphology of cells of posterior cornea in the iridocorneal endothelial syndrome. Cornea. 1991;10(3):233–43.

［53］Steinert R, Huang D. Anterior segment optical coherence tomography. 1st ed. Thorofare: Slack Inc.; 2008.

［54］Vaddavalli PK, Garg P, Sharma S, Thomas R, Rao GN. Confocal microscopy for Nocardia keratitis. Ophthalmology. 2006; 113(9): 1645–50.

［55］Werner LP, Werner L, Dighiero P, Legeais JM, Renard G. Confocal microscopy in Bowman and stromal corneal dystrophies. Ophthalmology. 1999;106(9):1697–704.

［56］Winchester K, Mathers WD, Sutphin JE. Diagnosis of Aspergillus keratitis in vivo with confocal microscopy. Cornea. 1997;16:27–31.

［57］Wylegala E, Teper S, Nowinska AK, Milka M, Dobrowolski D. Anterior segment imaging: Fourierdomain optical coherence tomography versus time domainoptical coherence tomography. J Cataract Refract Surg. 2009; 35(8):1410–4.

第五章

隐形眼镜治疗眼表疾病和角膜扩张症的进展

5.1 隐形眼镜治疗眼表疾病

选择正确的隐形眼镜可有效治疗健康眼和罹患眼表疾病眼的眼表破裂。隐形眼镜通过提供机械支持和保护，减少眼表干燥和减轻疼痛来促进角膜愈合。治疗性隐形眼镜可以改善视力，有时还可以纠正屈光不正。当出现潜在的眼表疾病时，隐形眼镜可以作为维护的基础。以下是不同类别的镜片在眼表疾病治疗中发挥的作用。

• 柔软的镜片。

• 迷你刚性巩膜（15～17mm）和巩膜（＞17.5mm）透气镜片。

• 人工修复眼表生态系统治疗。

5.1.1 治疗眼表疾病的软性镜片

在 20 世纪 60 年代，化学家 Otto Wichterle 开发出了生物亲水凝胶（水凝胶），为易于装配和广泛耐受的软性隐形眼镜问世奠定了基础。在随后的几十年中引入具有更多的水含量的水凝胶以便增加氧气传输。各种创新促使治疗用途镜片的产生，比如治疗战伤、创伤、手术或疾病。

多因素助力于治疗镜片的治疗效果。两个关键因素是氧透性和与眼表面相互的机械作用。对于 -3.00 倍镜头的厚度，氧气渗透率（Dk）通常以 Dk/L 或 Dk/T 表示。市售镜头中 Dk 的范围在完全由硅橡胶制成的软镜片中可能＜10 也可能高达 340。有机硅镜片通常仅用于无晶状体婴幼儿和年幼儿童，因为它易于结垢，容易在镜片表面发生沉积。在这些情况下，由于不规则的睡眠时间表，要想拥有大功效、易于贴合性、高耐受性和对长时间佩戴的需要则需要保持最大的氧气运输。

近几十年来，人们试图将硅酮掺入到水凝胶聚合物中，制备硅酮水凝胶类软镜片，并通过增加氧气透过率来进一步提高生物相容性。目的是降低整夜佩戴感染的发生率，并消除与护理系统和隔夜储存相关的问题。由这些新型硅酮水凝胶材料制成的镜片专门用于治疗，目前存在不少有关它的用途的相关报道。截至 2002 年，72% 的验光师和眼科医生报道，为了治疗使用了软性隐形眼镜，主要用于角膜伤口愈合和术后管理。临床经验告诉我们，具有较高有机硅含量的镜片可能更容易在镜片表面形成沉积物，从而降低耐受性，且可使透氧性大大降低。然而，若是需要夜间佩戴，则应使用由较高氧气渗透率材料制成的镜片。

在角膜新血管形成的情况下，佩戴较高氧气渗透率的镜片可能特别有益。

在选择治疗性软性镜片时要考虑的另一个因素则是含水量。镜片的含水量以百分比表示。如果含水量过低，镜片可能会引起刺激；如果含水量过高，镜片可能会像海绵，加剧与干眼症和水溶性泪液缺乏症有关的症状。所以，一个明显的悖论：对干眼症患者来说，最好的镜片可能不是含水量最高的镜片。

选择最佳的软镜头取决于许多因素。最重要的因素是角膜和巩膜的形态。随着角膜陡度增加，镜片的陡度也必须增加。通常以基础曲率的毫米记录透镜的陡度参数。目前的临床上是用屈光度表示角膜陡度。因此临床医生必须将较高的 K 值转换为较低的基线，反之亦然。寻求长时间佩戴的合适软性镜片的临床医生应在佩戴 30min 后确认以下临床发现：

• 确保镜片具有向心性。

• 镜头不应以极度凝视或眨眼的方式穿过角膜缘。

• 眨眼或"俯卧撑"测试时，镜片应略微移动（指导患者仰望时，由检查者的手指通过下盖递送）。

• 不应该有镜片感知或不适的报道。

当安装镜片进行治疗指导时，第二天应对患者进行评估以确定是否存在镜片紧张综合征。镜片安装失败可能是需要更陡的基线或更大的直径。在干燥，曝光或眼睑功能不佳的情况下，大直径（＞15 mm）的软镜头继续佩戴可能导致软镜头丢失。

大直径水凝胶镜片（15～24 mm）可以在眼表疾病的治疗中发挥重要作用。尽管目前在高氧气渗透率材料中不可用，但其保留眼表和机械支持的优势盖过了加剧缺氧的缺点。软镜片滞留不良通常是由眼睑异常、泪液缺乏、眨眼不完全和完全暴露所致。这些大直径水凝胶镜片以各种尺寸制造，较大的直径具有中央陡峭区域和周边平坦区域，可以用各种组合来组配。软性镜片作为治疗目的使用时，应在佩戴期间进行定期随访（包括镜片消毒或更换）。对眼表疾病的治疗镜片的佩戴在发生细菌性角膜炎风险较低的情况下可能更适合于在不破坏眼表面的情况下完成每天的佩戴和移除。医生们使用预防性抗生素治疗软性隐形眼镜的长期佩戴导致的微生物感染存在差异。预防的理论优势必须与长期使用药物和防腐剂的毒副作用、费用、不便和毒副作用有关的缺点以及抗生素的选择等权衡。

5.1.2 治疗眼表疾病的刚性镜片

在 20 世纪 80 年代，刚性透气材料被应用到隐形眼镜领域。这些材料解决了先前使用大直径镜片或 PMMA 镜片所带来的缺氧问题。刚性镜片的直径实际上要小于角膜直径，以便允许大气中的氧气进入。为了更好的机械稳定性，往往需要较大的直径，这时，通常需要另外增加通气孔，以减轻吸力并使氧气到达角膜。这种设计会导致气泡的产生以及镜片局部干燥，因此眼表疾病中通常不采用此种设计。不需要开窗的原因一是透气聚合物的使用，二是流体通风设计的采用。由于这个原因，无菌生理盐水或储存器中的人造泪液进行通气的大直径刚性透气隐形眼镜可用于治疗眼表疾病。

现今有多种治疗眼表疾病的大直径刚性透气隐形眼镜。这些大直径刚性透气隐形眼镜通常被称为巩膜镜片。巩膜片的定义并无统一的标准，但通常是 17.5mm 或更大的镜片。直径较小但大于角膜隐形眼镜被分类为微型巩膜、半巩膜或角膜巩膜镜片。这些镜片通常类似于刚性透气角膜镜，具有高度透氧性，直径为 13 ～ 16mm，并且一般接触角膜顶部或周边或两者。这些小镜片的优点在于它们较为合适定义为巩膜镜片（17.5mm 或更大），然而认真的临床观察则被需要，因为角膜接触会导致糜烂、瘢痕形成和新血管形成。关于评估巩膜镜片满意度的共识目前仍未形成，一些从业人员使用患者主观耐受性作为唯一标准，并接受角膜接触及定期补水，而另一些则不需要角膜接触、特定的水深度和轴承触觉与巩膜的对齐。

安装刚性透气角膜镜或是其他大直径的镜片通常使用特殊镜片制造实验室的试验装置进行满意度的调查。后续的用户化服务通常是必需的。对于满意度暂时没有统一的标准，但是通常只有在透镜移动较少、角膜接触最小以及保留液体储存器的情况下仍具有较舒适感觉的佩戴的镜片才被分配给患者。通常在早晨佩戴巩膜镜片并在晚上取出消毒。然而，连续佩戴时，每日取出、消毒和再佩戴这些措施可成为治疗一些眼表疾病的有效临床方法。

5.1.3　人工修复眼表生态系统治疗眼表疾病

人工修复眼表生态系统（PROSE）是使用定制和合适的 17.5 ～ 24mm 直径的假体装置代替、优化眼表。FDA 于 1994 年批准该治疗用于眼表疾病和散光，所使用的装置被称为波士顿巩膜接触透镜、波士顿巩膜透镜、波士顿巩膜透镜装置、波士顿巩膜镜片假体装置和波士顿眼表假体。用于人工修复眼表生态系统的设备是由高透气性材料制成的，它通常具有气体流通、最小移动度和不与角膜接触等特征。它们的定义和独特之处在于，装置轮廓曲率是通过数学函数描述的，而不是传统的基础曲线叠加。临床医生通常使用诊断试验设备进行工作，随后使用 CAD / CAM 软件进行设计和建造以确保与巩膜对齐，并确保前后轮廓无缝连接、舒适。

人工修复眼表生态系统法可恢复受损的眼表功能，消除干燥，针对眼表周边环境及眼睑提供保护，支持愈合、减轻疼痛和畏光，并中和不规则散光。国内外儿童以及成人治疗病例中证实，人工修复眼表生态系统法已被证实为既具有成本效益又有临床效果的眼表疾病的较好的治疗方法。

5.2　近期进展：眼表疾病

5.2.1　软性镜片

在过去的 10 年里，由硅酮水凝胶材料制成的软性镜片既有整夜佩戴的治疗效果又有一定的美容作用。预计高渗透性透气材料的引入会降低微生物角膜炎的发生率。然而，英国和澳大利亚最新报道则未发现与预期相同的结果，表明即使较高的氧气运输仍不能防止长时间佩戴引起的微生物性角膜炎。在研究的人群中，与隐形眼镜磨损的治疗指征相比，化妆品是主要的，可以推测的是未能有效防止感染的材料也可应用于以治疗为目的的镜片佩戴。这些报道也证实数十年前的数据，软性镜片的长期佩戴比多用刚性透气角膜镜片的日常佩戴的软性镜片具有更高的感染风险。临床医生可能会考虑对整夜使用镜片的患者预防性使用抗生素，尤其是存在上皮缺陷的时候或局部应用类固醇的情况下。

在过去 10 年中出现的日用一次性镜片可能是感染率最低的软性镜片，并且具有潜在的抗过敏或低毒性特点，且可以减少感染的可能性。使用的一次性镜片并不能用于治疗，不适合过夜佩戴。一次性镜片可能在慢性眼表疾病中起到某些作用。一次性硅酮水凝胶镜片是一种新产品，与日常使用的一次性水凝胶镜片相比，其在眼表疾病中的优势仍有待证明。在眼表疾病中长期戴用软性镜片的益处 - 风险比可能随潜在疾病而变化。

用软性镜片治疗眼表疾病，特别是在持续性上皮缺损病史的眼，可能因角膜

新生血管的发展而变得复杂。一个紧密的镜头或一个低 Dk 或一个环形圆曲面设计厚边缘可能是有益的。另一方面，新生血管形成可能是愈合反应的一部分，特别是如果存在部分或完全角膜缘干细胞缺陷。如果不适应、设计或材料有问题，则应停止佩戴镜片。如果新生血管形成主要归因于潜在的病理学变化，那么临床医生需要考虑使用具有较高透氧性的镜片，并且还可以运用局部类固醇或血管生成抑制剂。佩戴隐形眼镜发生感染通常是由于泪膜固定，缺氧和毒性代谢物积累等原因造成的。

利用波士顿巩膜接触透镜，大直径软性镜片有助于保持水分和减少载体组织的融化。当存在严重的眼睑疾病或暴露时，由于眨眼功能变差，这些镜片可能倾向于在光轴处沉积，在这种情况下，使用一次性或混合性镜片可能更有利。每周更换一次硅酮水凝胶镜片的眼部慢性移植物抗宿主病患者，其视力有改善提高，且眼表疾病发生的可能性也有所下降；在这些患者中暂时没有发现任何并发症。

慢性移植物抗宿主病患者每周更换 Sitty 晶状体，视力改善，OSDI 减少，本组患者未发生并发症。

最近报道了佩戴硅酮水凝胶镜片联合其他治疗如自体血清滴眼液成功治疗持续性上皮缺损。相关研究报道了针对无虹膜的穿通性角膜移植术后用于 LSCD 的绷带软镜片疗法。

最近更新了长期佩戴软性镜片在治疗复发性侵蚀综合征方面的相关文献。佩戴

软性隐形眼镜 3 个月和 6 个月有助于治疗复发性侵蚀综合征，并且此方案应该是诸如基质微穿孔、浅表角膜切除术或光治疗性角膜切除术之类的手术的替代方案。当存在屈光不正时，患者对这种方法接受程度会更高。有关所需佩戴持续时间的原则是：如果在停止佩戴镜片后症状复发，那么在尝试不佩戴镜片前佩戴镜片的时间应该加倍。

5.2.2　刚性透气巩膜镜片

先前的研究已经描述了刚性透气巩膜镜片良好的治疗眼表疾病的效果。最近则证明巩膜镜片在治疗 LSCD 和眼瘢痕性类天疱疮、史蒂文斯 - 约翰逊（Stevens-Johnson）综合征（SJS）和中毒性表皮坏死松解（TEN）、眼部慢性 GVHD 以及眼部烧伤患者中是有效的。巩膜镜片可以降低麻痹性暴露患者进行睑缘缝合术的需求。已报道，巩膜小型刚性透气镜片治疗中重度干眼症的效用。如前所述，由于角膜接触会导致糜烂、瘢痕和新血管形成，因此在采用小型巩膜镜片后应保持临床观察。

5.2.3　人工修复眼表生态系统法治疗眼表疾病

1990 年 Schein 等首次描述，10 年后 Romero-Rangel 等进行了详细阐述，而最近 10 年不断有已经用人工修复眼表生态系统法治疗眼表疾病有效的报道。对于人工修复眼表生态系统法（prosthetic replacement of the ocular surface ecosystem，PROSE）治疗眼表疾病的有效性需要包括

如眼表疾病的主要起因等在内的因素去判断。由于眼表疾病患者的基线敏锐度较高，即使视力改善较少，但眼表疾病视力的改善可与扩张和散光相当。

随着人工修复眼表生态系统法越来越普及，对不同眼表疾病的有效性研究也越来越多。一项印度的研究表明患有疼痛、畏光和视力不佳的 Stevens-Johnson 综合征患者，运用人工修复眼表生态系统法治疗后，所有病例的症状都有所改善。幼儿配合不佳及角膜缘上睑球粘连的存在限制了在某些（SJS）病例中使用人工修复眼表生态系统法。

人工修复眼表生态系统法对患有慢性移植物宿主疾病眼后遗症的患者有用，其生活质量、视力和眼表评分均可提高。在治疗结膜黑色素瘤后，人工修复眼表生态系统法已被证明可以成功治疗结膜黑色素瘤并发症肢体干细胞缺陷（limbal stem cell deficiency，LSCD）。据报道，人工修复眼表生态系统法对烧伤、暴露于肿瘤或创伤的患者具有一定的作用。

人工修复眼表生态系统装置的过夜佩戴对于治疗 PED 也有效，在储库中加入不含防腐剂的氟喹诺酮则可显著降低感染率（图 5-1）。人工修复眼表生态系统法可以作为局部运用 VEG-F 抑制剂的递送模式，显示出其良好的效果。

同时患有眼表疾病与晚期青光眼患者处理起来则较为困难。由于感染或侵蚀的风险，过滤泡或分流管的存在是隐形眼镜使用的相对禁忌证。对人工修复眼表生态系统装置改良后，可以用其对存在晚期青

光眼与眼表疾病的患者进行治疗。

5.3　隐形眼镜治疗角膜扩张症

　　角膜扩张是角膜自发的病理变化或是角膜手术后发生的角膜渐进性变薄和陡峭化。角膜扩张包括圆锥角膜、角膜缘扩张、

透明角膜缘变性、Terrien 缘变性和 LASIK 术后扩张。圆锥角膜是最常见的角膜扩张症，是最常见的引起角膜营养不良或退化的病因，1/2000 美国人受此影响。一般来说，角膜扩张导致的视力缺陷最初可以通过佩戴眼镜来治疗。然而，随着扩张的进行，不规则散光可能无法用眼镜充分矫正，

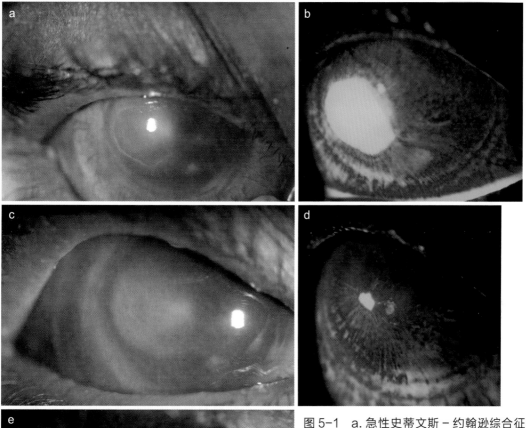

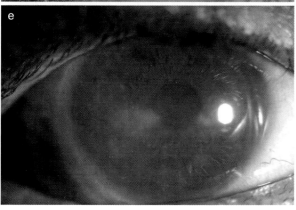

图 5-1　a. 急性史蒂文斯－约翰逊综合征 8 个月后人工眼表生态系统修复治疗持续性上皮缺损的第 1 天。b. 急性史蒂文斯－约翰逊综合征 8 个月后人工眼表生态系统修复治疗持续性上皮缺损的第 1 天。蓝光和荧光素。c. 急性史蒂文斯－约翰逊综合征 8 个月后人工眼表生态系统修复治疗持续性上皮缺损的第 6 天。d. 急性史蒂文斯－约翰逊综合征 8 个月后人工眼表生态系统修复治疗持续性上皮缺损的第 6 天。蓝光和荧光素。e. 人工眼表生态系统修复治疗的第 8 周

需要软性镜片，之后利用硬性镜片才能获得满意的视力。有些病例的特征是角膜形成瘢痕或是角膜变薄。

即使角膜仍然清晰可见，但是隐形眼镜的失效和不耐受也可作为角膜移植的指征。圆锥角膜施行穿透性角膜移植术后佩戴隐形眼镜视力康复率分别为31%、43%和47%。30年间，对518例圆锥角膜患者的1004只眼进行了纵向研究，发现隐形眼镜是一种成功的治疗选择，且可使99%患眼延迟手术。一旦患者的屈光需求超过了软球面，软复曲面或常规角膜刚性透气镜片可提供的范围之外，"特殊镜片"就成为一种选择。特殊镜片包括专为圆锥形角膜设计的软镜片，专门为圆锥形角膜、背负式运输系统、混合镜片、巩膜镜片和人工修复眼表生态系统治疗使用而设计的刚性透气镜片。当一般的眼镜或传统隐形眼镜不适用于圆锥角膜时，基准曲线更陡峭的特种球形或复曲面软镜片是一个不错的选择。特殊软性镜片在治疗低级别角膜扩张症方面具有较多优势。它们通常不需要对患者进行适应性调整，并且与患者相互融合的原理与传统软性镜头相似。

对于不能用软性隐形眼镜或眼镜进行充分矫正的患者，刚性透气角膜镜片则是角膜扩张患者一个不错的选择。由于镜片下的流体泪湖及与大气接触的刚性界面的存在，刚性透气角膜镜片更容易对不规则散光发挥中和作用。刚性透气角膜镜片倾向于移动到角膜最陡峭的部分，这部分在膨胀时，角膜状态通常较差。这就导致了一种与眼睑连接相比，其机械稳定性要小得多（图5-2）。

背负式运输系统可以增加刚性透气角膜镜片机械稳定性和舒适度。背负式运输系统是指将刚性透气角膜镜片戴在软性镜片上（图5-3），可用于对角膜扩张刚性透气镜片不耐受的角膜扩张病例。应该密切监测佩戴混合系统的眼睛是否存在缺氧症状，较高的镜片总厚度是一种明显的风险。

混合镜片是将两种不同材料的组装在一起。这些镜片有一个坚硬的中心和较为柔和的周边。混合镜片将硬性镜头的光学优势与软性镜头的舒适优势相结合。混合镜片是由两种材料制成的镜片，而背负式运输系统由两个镜片组成，一个镜片放在另一个镜片上。由于低透氧材料及在镜片中央区下存在吸力和黏附趋势等问题，早期的混合镜片容易导致角膜缺氧及新生血管形成。镜片容易在两种材料之间的连接处发生分解。

与刚性透气角膜镜片相比，较大直径的刚性镜片（包括角巩膜巩膜、半巩膜、小巩膜和巩膜镜片）提供更高的稳定性，且其同样具有优异的光学性能。与刚性透气角膜镜片相比，因较大的镜片直径可增加其稳定性。因较大的镜片直径所增加的稳定性可使镜片舒适度提高并减少镜片的感知力，也可减少"脱离"镜片的可能性，即在佩戴过程中镜片丢失。

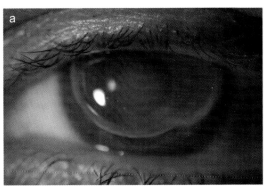 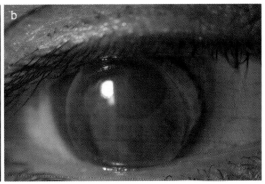

图 5-2　a. 最佳配合的刚性透气角膜镜片：眼睑附着；b. 适当配合的刚性透气角膜镜片：睑内

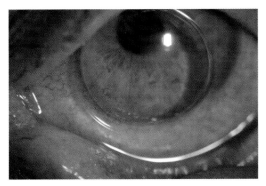

图 5-3　背负式运输系统治疗患有圆锥角膜及史蒂文斯－约翰逊综合征病史的患者

5.4　角膜扩张的研究进展

5.4.1　软性镜片

最近研究报道，在圆锥形角膜病变的早期阶段，与刚性透气镜片相比，用硅酮水凝胶材料制成的特殊软性镜片具有更好的舒适性和耐受性。高透氧性材料新型镜片有缺氧并发症的可能性，而在水凝胶镜片中，缺氧并发症较常见。在水凝胶镜片中，常常需要紧密结合以获得机械稳定性和舒适性。特殊的软性镜片通常比其他特殊镜片的成本更低。然而，随着角膜扩张的进展，软性镜片可能不足以抵消不规则散光，因为它们基本只是覆盖而不是中和任何局部的陡峭的表面。

5.4.2　刚性透气角膜镜

大于 52° 的陡峭度和完全陡峭度是不稳定的影响因素。面对紧密配合还是松散配合（不稳定并可导致失去镜片）时，许多患者还是选择紧密配合，这容易导致瘢痕形成，并最终需要进行角膜成形术。在过去的 10 年中，包括应用更高透氧性的刚性透气材料和增加背面环面设计等措施增加机械稳定性，而不置于导致在平坦的子午线上承受过度重量。

5.4.3　背负式运输系统

现代背负式运输系统使用建立在刚性透气镜片基础上的高透氧硅酮水凝胶镜片，试图克服与系统总厚度导致的缺氧。背负式运输系统的总透氧率随两个镜片的厚度而变化。由于减少了局部平坦化导致的畸变，在背负式运输系统中，负性软镜片可以用作光学用途。

5.4.4　混合镜片

混合镜片技术已经发展到可以在刚性中心和水凝胶边缘中结合更高透氧性材料。新的特殊设计可以用于角膜移植或屈光手术后形成的圆锥体和反转角膜。在过去 10 年中，早期的混合镜片所导致的问题已经随着不断更新的设计和材料得到圆满解决，其中两项研究则发现混合镜片对中度或晚期患者的治疗的成功率分别为79.5% 和 86%。一项来自威尔斯眼科研究所研究表明，对 71 名至少一只眼患有圆锥角膜的患者连续佩戴软性镜片、刚性透气镜片或混合镜片的调查研究，发现三组之间的生活质量没有明显差异。与刚性透气角膜镜或软性镜片相比，混合镜片接受缓慢的原因则是其相对较高的成本，此外认为与刚性透气角膜镜相比，它们不能改善视力或提高舒适度。

据报道，即使使用最新设计的镜片仍然可能发生角膜并发症，临床经验表明这些镜头可以产生吸力和黏附力，这在最初的融合过程并不能被检测到。

5.4.5　刚性透气小型巩膜镜片和巩膜镜片

据报道小型巩膜镜片是置角膜环节段进行视力康复的较好选择。这些较大的刚性透气镜片中的任何一个都比刚性透气角膜镜片具有优势，因为片段上方薄角膜层承受直接作用力变得更小了。据报道，佩戴小型巩膜镜的并发症往往是非溃疡性角膜炎，这可能与外周密封或镜片卫生或护理产品的压迫有关。在镜片设计和制造方

面取得的进步包括与复杂曲面巩膜的对齐提高了大直径刚性透气镜成功治疗疾病的可能性。

美国和以色列的研究表明，对于圆锥角膜患者来说，刚性透气巩膜镜片是一种很好的手术替代方案，在绝大多数需要手术的患者中可以取得良好效果。

5.4.6　人工眼表生态系统修复疗法

人工眼表生态系统修复疗法是治疗角膜扩张和散光的有效选择。如前所述，组成人工眼表生态系统的设备由高透气性材料制成。此套装置通常具有通气性能、最小的移动度和不直接接触角膜的特征（图5-4a，b）。后者的特点说明了人工眼表生态系统修复疗法治疗角膜扩张患者具有的优异光学性能和舒适度。一项对佩戴隐形眼镜康复治疗失败患者的研究发现，与习惯性矫正相比，视力的平均变化为 -0.54 logMAR（大约 5 行改善），NEI VFQ-25 问卷中的视觉功能平均改善了 20 分。随后的队列研究证实了对人工眼表生态系统修复疗法对视敏度和视功能的影响，报道内容主要是佩戴了有相关装置和人工眼表生态系统的 78/89（88%）眼，VFQ-25 平均得分改善 27.6（$P < 0.001$）（以 100 分制评分，6 个月后）。分析中包括了经历过穿透性角膜移植术眼，结果与上述研究相似。93.1% 的眼达到了 20/40 或更好的视力。所选患眼均符合要求，包括先前使用过如角膜特殊镜片、混合镜片、背负式运输系统甚至巩膜镜片治疗过的患眼（表5-1）。最近的研究显示，人工眼表生态系

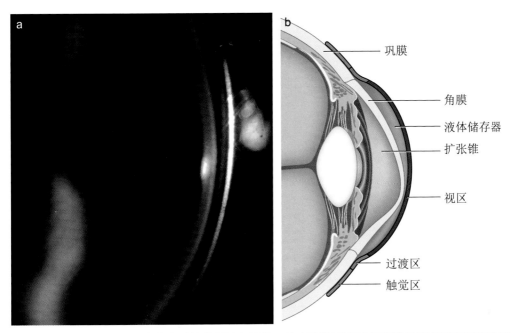

图 5-4　a. 人工假体置换眼表生态系统的裂隙灯图像。注意假体后表面和角膜前表面后充满液体的空间。b. 角膜表面横断面假体置换眼表生态系统的对应

统修复疗法可以纠像差。有报道称，使用非球面光学人工眼表生态系统修复治疗的圆锥角膜，在所有诊断和改善低对比度视力方面，HOAs 都有减少。对眼精准登记的稳定性和兼容性，人工眼表生态系统修复疗法中使用的设备是角膜扩张术中个性化 HOAs 矫正的合适平台。

表 5-1　接受人工眼表生态系统治疗患者佩戴隐形眼镜的病史

90% 的患者曾尝试隐形眼镜

75% 的患者尝试过透气性镜片

22% 的患者曾尝试背负式运输系统镜片

17% 的患者曾尝试混合镜片

在任何情况下都可以使用修复装置

当前，人工眼表生态系统修复疗法的进步则是完成了对角膜扩张规范化管理，因为

人工眼表生态系统修复疗法设备适用于所有不同的角膜形状。现在，人工眼表生态系统修复疗法在美国各地广泛使用。对于被认为是"隐形眼镜不耐症"的晚期眼病患者，人工眼表生态系统修复疗法是一种实用的替代方案。此外，"轴向不透明"不足以表明可行角膜移植术，除非佩戴隐形眼镜或人工眼表生态系统装置后视力仍未改善。

5.5　展望未来

隐形眼镜的不断创新有望在未来 10 年内用于治疗不同的眼病。一些学者正在研究为隐形眼镜配备软性凝胶作为抗微生物药物递送系统用于治疗眼表疾病，如视力缺陷、感染、慢性干眼症和过敏。软性凝胶（而不是水溶液或油性溶液）进行药

物递送的优点在于软性凝胶允许在眼表上控制递送 3d、2 周甚至多达 30d，而局部溶液提供了生物利用度则在几分钟到几小时之内。隐形眼镜可用作传送角膜干细胞的载体进行眼表重建。

隐形眼镜配件领域也是一个创新领域，特别是大直径镜片的目标，其中角膜的光学成像可能不足以产生适合于巩膜的参数。眼表三维成像有望走向图像融合和图像引导镜片设计。高分辨率图像引导可能会取代耗时的试镜片方法，特别是对于巩膜镜片和人工修复眼表生态系统疗法。为此目标努力的两种技术则是光学相干断层扫描（OCT）和激光引导融合。最近的报道表明，OCT 技术可用于指导个性化人工修复眼表生态系统疗疗法，且提高了在微型巩膜镜片设计中增加初始镜片成功的可能性。

最后，对于在角膜扩张过程中对 HOAs 进行个性化校正设备的适宜性，为其他专门用于老花眼的应用提供了希望，可以为特定的应用提供更高的聚焦深度和个性化校正，以实现"超视觉"。

结论

隐形眼镜、特殊镜片和人工修复眼表生态系统疗法在眼表疾病和角膜扩张的治疗中发挥重要作用。预计不断改进的隐形眼镜技术将继续为复杂的角膜疾病提供当前医疗和手术的替代方案。临床医生将为他们的患者提供服务，以熟悉用于治疗眼表疾病和扩张症的各种治疗性隐形眼镜。

参考文献

［1］ Abdalla YF, Elsahn AF, Hammersmith KM, Cohen EJ. SynergEyes lenses for keratoconus. Cornea. 2010;29:5–8.

［2］ Alipour F, Kheirkhah A, Jabarvand Behrouz M. Use of mini scleral contact lenses in moderate to severe dry eye. Cont Lens Anterior Eye. 2012;35:272–6.

［3］ Baran I, Bradley JA, Alipour F, Rosenthal P, Le HG, Jacobs DS. PROSE treatment of corneal ectasia. Cont Lens Anterior Eye. 2012;35(5):222–7.

［4］ Beyer J, Todani A, Dohlman C. Prevention of visually debilitating deposits on soft contact lenses in keratoprosthesis patients. Cornea. 2011;30:1419–22.

［5］ Bilgin LK, Yilmaz S, Araz B, Yuksel SB, Sezen T. 30 years of contact lens prescribing for keratoconic patients in Turkey. Cont Lens Anterior Eye. 2009;32:16–21.

［6］ Brierly SC, Izquierdo Jr L, Mannis MJ. Penetrating keratoplasty for keratoconus. Cornea. 2000;19:329–32.

［7］ Bruce AS, Nguyen LM. Acute red eye (non-ulcerative keratitis) associated with mini-scleral contact lens wear for keratoconus. Clin Exp Optom. 2013;96:245–8.

［8］ Choi JA, Chung SH. Combined application of autologous serum eye drops and silicone hydrogel lenses for the treatment of persistent epithelial defects. Eye Contact Lens. 2011;37:370–3.

［9］ Di Girolamo N, Bosch M, Zamora K, Coroneo MT, Wakefield D, Watson SL. A contact lens-based technique for expansion and transplantation of autologous epithelial progenitors for ocular surface reconstruction. Transplantation. 2009;87:1571–8.

［10］ Erdurmus M, Yildiz EH, Abdalla YF, Hammersmith KM, Rapuano CJ, Cohen EJ. Contact lens related quality of life in patients with keratoconus. Eye Contact Lens. 2009;35:123–7.

[11] Ezekiel D. Gas permeable haptic lenses. Br Cont Lens Assoc. 1983;6:158–61.

[12] Fernandez-Velazquez FJ. Severe epithelial edema in Clearkone SynergEyes contact lens wear for keratoconus. Eye Contact Lens. 2011;37:381–5.

[13] Fraunfelder FW, Cabezas M. Treatment of recurrent corneal erosion by extended-wear bandage contact lens. Cornea. 2011;30:164–6.

[14] Geerards AJ, Vreugdenhil W, Khazen A. Incidence of rigid gas-permeable contact lens wear after keratoplasty for keratoconus. Eye Contact Lens. 2006;32:207–10.

[15] Gemoules G. A novel method of fitting scleral lenses using high resolution optical coherence tomography. Eye Contact Lens. 2008;34:80–3. doi: 10.1097/ICL.0b013e318166394d .

[16] Glisoni RJ, Garcia-Fernandez MJ, Pino M, et al. beta-Cyclodextrin hydrogels for the ocular release of antibacterial thiosemicarbazones. Carbohydr Polym. 2013;93:449–57.

[17] Grover S, Jacobs DS, Colby KA. Boston Ocular Surface Prosthesis for persistent epitheliopathy after treatment of conjunctival melanoma. Cornea. 2010;29:459–61.

[18] Gumus K, Gire A, Pflugfelder SC. The successful use of Boston ocular surface prosthesis in the treatment of persistent corneal epithelial defect after herpes zoster ophthalmicus. Cornea. 2010;29:1465–8.

[19] Gungor I, Schor K, Rosenthal P, Jacobs DS. The Boston Scleral Lens in the treatment of pediatric patients. J AAPOS. 2008;12:263–7.

[20] Holland EJ, Mannis MJ, Lee WB. Ocular surface disease: cornea, conjunctiva and tear fi-lm: Expert consult – Online and Print: London Elsevier/Saunders; 2013.

[21] Hussoin T, Le HG, Carrasquillo KG, Johns L, Rosenthal P, Jacobs DS. The effect of optic asphericity on visual rehabilitation of corneal ectasia with a prosthetic device. Eye Contact Lens. 2012;38:300–5.

[22] Jacobs DS, Rosenthal P. Boston scleral lens prosthetic device for treatment of severe dry eye in chronic graftversus-host disease. Cornea. 2007;26:1195–9.

[23] Jacobs DS, Lim M, Carrasquillo KG, Rosenthal P. Bevacizumab for corneal neovascularization. Ophthalmology. 2009;116:592–3; author reply 3–4.

[24] Jeng BH, Dupps Jr WJ. Autologous serum 50 % eyedrops in the treatment of persistent corneal epithelial defects. Cornea. 2009; 28:1104–8.

[25] Kakisu K, Matsunaga T, Kobayakawa S, Sato T, Tochikubo T. Development and efficacy of a drugreleasing soft contact lens. Invest Ophthalmol Vis Sci. 2013;54:2551–61.

[26] Kalwerisky K, Davies B, Mihora L, Czyz CN, Foster JA, Demartelaere S. Use of the Boston ocular surface prosthesis in the management of severe periorbital thermal injuries: a case series of 10 patients. Ophthalmology. 2012;119:516–21.

[27] Kanpolat A, Ucakhan OO. Therapeutic use of Focus Night & Day contact lenses. Cornea. 2003;22:726–34.

[28] Karlgard CC, Jones LW, Moresoli C. Survey of bandage lens use in North America, October-December 2002. Eye Contact Lens. 2004;30:25–30.

[29] Le HG, Tang M, Ridges R, Huang D, Jacobs DS. Pilot study for OCT guided design and fit of a prosthetic device for treatment of corneal disease. J Ophthalmol. 2012;2012:812034.

[30] Lim L, Tan DT, Chan WK. Therapeutic use of Bausch & Lomb PureVision contact lenses. CLAO J. 2001;27:179–85.

[31] Lim M, Jacobs DS, Rosenthal P, Carrasquillo KG. The Boston Ocular Surface Prosthesis as a novel drug delivery system for bevacizumab. Semin Ophthalmol. 2009;24:149–55.

［32］Lim P, Ridges R, Jacobs DS, Rosenthal P. Treatment of persistent corneal epithelial defect with overnight wear of a prosthetic device for the ocular surface. Am J Ophthalmol. 2013;156:1095–101.

［33］Lin SJ, Jacobs DS, Frankenthaler R, Rubin PA. An ocular surface prosthesis as an innovative adjunct in patients with head and neck malignancy. Otolaryngol Head Neck Surg. 2008;139:589–91.

［34］Lin A, Patel N, Yoo D, DeMartelaere S, Bouchard C. Management of ocular conditions in the burn unit: thermal and chemical burns and Stevens-Johnson syndrome/ toxic epidermal necrolysis. J Burn Care Res.2011;32:547–60.

［35］Ling JD, Gire A, Pflugfelder SC. PROSE therapy used to minimize corneal trauma in patients with corneal epithelial defects. Am J Ophthalmol. 2013;155:615–9, 9.e1–2.

［36］Lu C, Yoganathan RB, Kociolek M, Allen C. Hydrogel containing silica shell cross-linked micelles for ocular drug delivery. J Pharm Sci. 2013;102:627–37.

［37］McMahon TT, Zadnik K. Twenty-fi ve years of contact lenses: the impact on the cornea and ophthalmic practice. Cornea. 2000;19:730–40.

［38］Moutray TN, Frazer DG, Jackson AJ. Recurrent erosion syndrome – the patient's perspective. Cont Lens Anterior Eye. 2011;34:139–43.

［39］Nau AC. A comparison of synergeyes versus traditional rigid gas permeable lens designs for patients with irregular corneas. Eye Contact Lens. 2008;34:198–200.

［40］NEI. Facts about the cornea and corneal diseases. At:http://www.nei.nih.gov/health/cornealdisease/ index.asp#h . Accessed 13 June 2013.

［41］O'Donnell C, Maldonado-Codina C. A hyper-Dk piggyback contact lens system for keratoconus. Eye Contact Lens. 2004;30:44–8.

［42］Ozbek Z, Raber IM. Successful management of aniridic ocular surface disease with long-term bandage contact lens wear. Cornea. 2006;25:245–7.

［43］Ozkurt Y, Atakan M, Gencaga T, Akkaya S. Contact lens visual rehabilitation in keratoconus and corneal keratoplasty. J Ophthalmol. 2012;2012:832070.

［44］Pullum K, Buckley R. Therapeutic and ocular surface indications for scleral contact lenses. Ocul Surf. 2007;5:40–8.

［45］Rabinowitz YS. Keratoconus. Surv Ophthalmol. 1998;42:297–319.

［46］Radford CF, Minassian D, Dart JK, Stapleton F, Verma S. Risk factors for nonulcerative contact lens complications in an ophthalmic accident and emergency department: a case–control study. Ophthalmology. 2009;116:385–92.

［47］Rathi VM, Mandathara PS, Dumpati S, Vaddavalli PK, Sangwan VS. Boston ocular surface prosthesis: an Indian experience. Indian J Ophthalmol. 2011;59:279–81.

［48］Rathi VM, Mandathara PS, Vaddavalli PK, Srikanth D, Sangwan VS. Fluid filled scleral contact lens in pediatric patients: challenges and outcome. Cont Lens Anterior Eye. 2012;35:189–92.

［49］Romero-Jimenez M, Santodomingo-Rubido J, Wolffsohn JS. Keratoconus: a review. Cont Lens Anterior Eye. 2010;33:157–66; quiz 205.

［50］Romero-Jimenez M, Santodomingo-Rubido J, Flores-Rodriguez P, Gonzalez-Meijome JM. Which soft contact lens power is better for piggyback fitting in keratoconus? Cont Lens Anterior Eye. 2013;36:45–8.

［51］Romero-Rangel T, Stavrou P, Cotter J, Rosenthal P, Baltatzis S, Foster CS. Gas-permeable scleral contact lens therapy in ocular surface disease. Am J Ophthalmol. 2000;130:25–32.

［52］Rosenthal P, Cotter JM, Baum J. Treatment of persistent corneal epithelial defect with extended wear of a fluidventilated gas-permeable scleral contact lens. Am J Ophthalmol. 2000;130:33–41.

[53] Russo PA, Bouchard CS, Galasso JM. Extended-wear silicone hydrogel soft contact lenses in the management of moderate to severe dry eye signs and symptoms secondary to graft-versus-host disease. Eye Contact Lens. 2007;33:144–7.

[54] Sabesan R, Johns L, Tomashevskaya O, Jacobs DS, Rosenthal P, Yoon G. Wavefront-guided scleral lens prosthetic device for keratoconus. Optom Vis Sci. 2013;90:314–23.

[55] Schein OD, Rosenthal P, Ducharme C. A gas-permeable scleral contact lens for visual rehabilitation. Am J Ophthalmol. 1990;109:318–22.

[56] Schornack MM. Limbal stem cell disease: management with scleral lenses. Clin Exp Optom. 2011;94:592–4.

[57] Schornack MM, Baratz KH. Ocular cicatricial pemphigoid: the role of scleral lenses in disease management. Cornea. 2009;28:1170–2.

[58] Schornack MM, Patel SV. Scleral lenses in the management of keratoconus. Eye Contact Lens. 2010;36:39–44.

[59] Schornack MM, Baratz KH, Patel SV, Maguire LJ. Jupiter scleral lenses in the management of chronic graft versus host disease. Eye Contact Lens. 2008;34:302–5.

[60] Severinsky B, Millodot M. Current applications and efficacy of scleral contact lenses – a retrospective study. J Optom. 2010;03:158–63.

[61] Shepard DS, Razavi M, Stason WB, et al. Economic appraisal of the Boston Ocular Surface Prosthesis. Am J Ophthalmol. 2009;148:860–8.e2.

[62] Silbiger JS, Cohen EJ, Laibson PR. The rate of visual recovery after penetrating keratoplasty for keratoconus. CLAO J. 1996;22:266–9.

[63] Stapleton F, Keay L, Edwards K, et al. The incidence of contact lens-related microbial keratitis in Australia. Ophthalmology. 2008;115:1655–62.

[64] Stason WB, Razavi M, Jacobs DS, et al. Clinical benefits of the Boston Ocular Surface Prosthesis. Am J Ophthalmol. 2010;149:54–61.

[65] Takahide K, Parker PM, Wu M, et al. Use of fluidventilated, gas-permeable scleral lens for management of severe keratoconjunctivitis sicca secondary to chronic graft-versus-host disease. Biol Blood Marrow Transplant. 2007;13:1016–21.

[66] Tanhehco T, Jacobs DS. Technological advances shaping scleral lenses: the Boston ocular surface prosthesis in patients with glaucoma tubes and trabeculectomies. Semin Ophthalmol. 2010;25:233–8.

[67] Tomalla M, Cagnolati W. Modern treatment options for the therapy of keratoconus. Cont Lens Anterior Eye. 2007;30:61–6.

[68] Tougeron-Brousseau B, Delcampe A, Gueudry J, et al. Vision-related function after scleral lens fitting in ocular complications of Stevens-Johnson syndrome and toxic epidermal necrolysis. Am J Ophthalmol. 2009;148:852–9. e2.

[69] Visser ES, Visser R, Van Lier HJ. Advantages of toric scleral lenses. Optom Vis Sci. 2006;83:233–6.

[70] Weyns M, Koppen C, Tassignon MJ. Scleral contact lenses as an alternative to tarsorrhaphy for the longterm management of combined exposure and neurotrophic keratopathy. Cornea. 2013;32:359–61.

[71] Williams ZR, Aquavella JV. Management of exposure keratopathy associated with severe craniofacial trauma. J Cataract Refract Surg. 2007;33:1647–50.

[72] Ye P, Sun A, Weissman BA. Role of mini-scleral gaspermeable lenses in the treatment of corneal disorders. Eye Contact Lens. 2007;33:111–3.

第六章

角膜胶原交联治疗圆锥角膜与角膜扩张症

6.1 介绍

角膜胶原交联（CXL）是一种旨在减少圆锥角膜进展的治疗方法，尤其是其他角膜变薄过程，如准分子激光原地角膜消除术（LASIK）和激光光学角膜切削术（PRK）等。研究表明，交联也可以有良好的视觉和光学效果，如降低角膜陡度、减少屈光误差和散光、改善部分最佳矫正视力（BCVA）和未矫正视力（UCVA），改善部分患者的地形不规则指数。

6.2 病理生理学

对角膜生物力学的了解有助于阐明圆锥角膜和其他外胚层进程的原因和自然历史。角膜是一种黏弹性结构，具有黏性和弹性两种成分。在对压力的反应中，角膜有一个即时的弹性反应，然后是一个长期的，时间依赖的，黏弹性恢复。早期研究测量了圆锥角膜的弹性下降。目前，虽然圆锥角膜的发病机制尚不清楚，似乎主要造成角膜基质中胶原纤维的丢失和（或）滑脱，以及细胞外基质的改变。这些变化被认为会引起角膜基质的生物力学不稳定，从而导致角膜解剖和地形结构的改变。

圆锥角膜的进展随着患者年龄的增长而减慢，继发于间质胶原的天然交联，并随年龄的增长导致角膜变硬。在角膜胶原交联过程中，核蛋白（维生素 B_1）与紫外线 A（UVA 370 nm）联合应用。核黄素作为生产活性氧的光敏剂（单线态氧）。这种相互作用产生的自由基和核蛋白的 UVA 激发分子造成角膜的交联效应并导致角膜机械性变硬。目前尚不清楚，真正的"交联"是在胶原分子之间还是在胶原分子内部，还是涉及角膜蛋白多糖报道角膜胶原交联后，猪和人的角膜即刻体外应力测量分别提高了 71.9% 和 328.9%。在兔角膜中，术后 8 个月压力测量值的增加维持在 69.7% ～ 106%。紫外线或核蛋白治疗后，胶原水凝胶进一步证实了杨氏模量的增加。

角膜的生物力学强度主要存在于前基质中，胶原纤维的显微结构在前后轴处更多地交织在一起。同样，胶原交联法在角膜前 $300\mu m$ 区也有明显的作用。在交联后角膜的研究中，报道了一些变化。这些包括增加胶原纤维直径、角化细胞凋亡及随之发生的角化细胞变化、抗热收缩性能、角膜肿胀特性的变化和增加对胶原酶降解的抵抗力。在临床检查中，角膜混浊在交叉连接过程中被注意到，在这个角膜基质中通常可以看到一条分界线，描绘出交联效应的后继范围。虽然角膜胶原交联的确切机制尚未阐明，从实验室和临床研究可以清楚地看出，核蛋白与紫外线的结合会使生物力学不稳定的角膜变硬和增强。

交联程序

角膜胶原蛋白交联的一般技术是基于Seiler及其同事所描述的角膜交联过程。总之，使用局部麻醉剂将中央9mm上皮通过机械清创术切除。然后，每2分钟局部注射一次核蛋白，共30min。核蛋白注射后，核蛋白吸收经裂隙灯检查后，再进行吸收率测定（图6-1a）。此时进行快速测量，如果角膜小于400μm，使用低渗核蛋白，每10秒滴一滴，每次2min。在此基础上，再次进行测速测量，证实基质已膨胀至≥400μm。其目的是提供足够的角膜厚度来吸收入射的紫外线，以保护内皮免受紫外线-核蛋白相互作用的损伤。角膜暴露于辐照度为3.0mW/cm的紫外线365 nm光下30 min（图6-1b）。当角膜暴露于UVA光线下时，核蛋白的注射每2分钟继续进行一次。术后使用抗生素和皮质类固醇滴剂，放置软性隐形眼镜绷带，并通过裂口灯检查重新检查眼睛。角膜上皮缺损闭合后，摘除隐形眼镜。

6.3　临床结果

6.3.1　视力和屈光结果

一般来说，角膜胶原交联似乎能稳定视力，在许多情况下对患者的未矫正和最佳矫正视力有一定的改善。以往的研究表明，平均在术后1年，未矫正视力有0～2.7Snellen线改变。作为美国胶原交联多中心临床试验的一部分，其中一位学

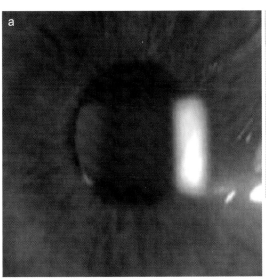
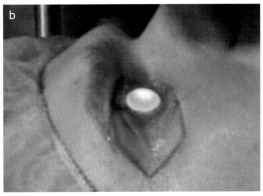

图6-1　a.裂隙灯图像显示角膜核蛋白摄取和前房闪辉；b.照射度为3.0mW/cm的紫外线365 nm光治疗患者的照片

者（PSH）对 71 只眼进行了研究，约 25%的患者获得了两行或更多的未矫正 Snellen 线，约 8.5% 的患者在 1 年内失去两行或两行以上的未矫正视力（图 6-2a）。

在本研究中，角膜胶原交联术后患者的裸眼视力有显著改善，临床上最显著的是矫正视力的改善。平均 1 年最佳矫正视力显著提高 1 行 Snellen 线，从平均最佳矫正视力 0.35 ± 0.24（Snellen acuity = 20/45）到 0.23 ± 0.21（Snellen acuity = 20/34）。术后最佳矫正视力的改善也在许多其他角膜胶原交联研究中被注意到。Vinciguerra 等发现在 III 期圆锥角膜患者中，术后 12 个月，平均最佳矫正视力（Log-MAR）从 0.28提高到 0.14。在一年随访时，据 Raiskup Wolf 等和 Caporossi 等报道，平均最佳矫正视力 0.08 和 1.34 Snellen 线的最佳矫正视力不能得到改善，经过 1 年的随访后继续改善。在我们的研究中，大约 21% 的患者获得了两行或两行以上的最佳矫正视力线，只有一位患者（1.4%）失去了两行或更多行最佳矫正视力线（图 6-2b）。最近，另一项研究报道说，大约有 40% 患者术后获得两行或两行以上的最佳矫正视力线。然而，12% 的患者也失去了两行或更多的最佳矫正视力线。

在屈光结果方面，已报道 0.93D 和0.26D 的明显散光不能改变。然而，在其他研究中，在角膜胶原交联之后，平均明显散光基本上保持不变。对角膜胶原交联术后 1 年进行的向量图和双角度图分析显示 12 个月时的平均诱导散光与术前值相比为 0.75 D×76°和右眼和左眼平均诱发

散光分别为 0.99×88.8 和 0.65×44.7。这些屈光分析表明角膜胶原交联后圆锥角膜患者圆锥和圆柱有方向性改变；然而，这些变化是随机的和不可预测的。

6.3.2　地形图结果

最大角测量是角膜胶原交联成功与否的关键地形指标，在某种程度上，可以测量出圆锥角膜的严重程度。在文献中，角膜胶原交联后 1 年，最大角测量法的平均范围从 1D 到 3D。据 RaiskupWolf 等和Caporossi 等报道，在 1 年的随访后，最大角测量一直在持续增长。个别情况下，21%～35% 的患者最大角膜厚度下降了2D 或以上，62%～68% 的患者在 -2D 到2D 变化（实质上是保持稳定），在 3%～6%的患者中，2D 或更高水平的增长（图6-2c）。

6.3.3　圆锥形角膜地形图指数

一般来说，圆锥角膜患者的角膜地形图指数（表 6-1）高于正常值，因此，角膜胶原交联术后任何一项测量值都不能减少，这可能表明角膜外形有所改善。Koller 等报道了经角膜胶原交联术后 1 年，7 种 Pentacam 地形图指数中的 4 种［中央角膜圆锥指数（CKI）、圆锥角膜指数（KI）、高度不对称指数（IHA）、最小曲率半径（R_{min}）］指数明显改善。我们注意到 7 个指数中的 4 个有所改善，上述研究中的圆锥角膜指数（Ki）、最小曲率半径（R_{min}），此外，我们的研究还揭示了表面方差指数（ISV）和垂直不对称指数（IVA）的改进。在 ISV

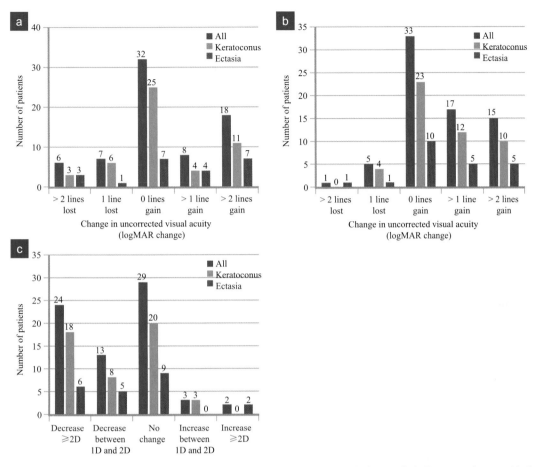

图 6-2　a. 在 CXL 治疗后 12 个月期间，UCVA Snellen 线的发生变化的患者数量；b. 在 CXL 治疗后的 12 个月之间，BSCVA Snellen 线发生变化的个体患者的数量；c. 在 CXL 治疗后的 12 个月内，个体患者的最大角膜测量值（CD）发生的变化

表 6-1　眼前节全景仪地形指数异常值和病理值表（由德国生产的眼前节全景仪测量所得）

指标	指标解释	异常的数值	病态的数值
表面方差指数	角膜表面不规则度的普遍测量方法	≥ 37	≥ 41
垂直不对称指数	测量角膜上曲率和下曲率之间的差异的方法	≥ 0.28	≥ 0.32
圆锥角膜指数	由 Pentacam 指数决定	≥ 1.07	≥ 1.07
中央角膜圆锥指数	由 Pentacam 指数决定	≥ 1.03	≥ 1.03
最小曲率半径	对角膜最小曲率半径的测量	< 6.71	< 6.71
高度不对称指数	和 IVA 相似的测量但基于角膜高度	≥ 19	> 21
IHD	基于角膜高度的分析来为垂直偏心程度定量的计算方法	≥ 0.014	≥ 0.016

中观察到的改进表明曲率变化与角膜平均曲率相比减小。IVA 是一种测量角膜上曲率和下曲率之间的差异的方法，它可能类似于更常用的 I-S 比率的改善。此外，Ki 的改善可能表明术后圆锥角膜地形图出现了正常化（图 6-3）。上述指数的整体改善显示，CXL 后角膜变得更有光学规则和对称性；然而，尚不清楚为什么在前两项研究中，不同的 Pentacam 指数部分地证明了这些改进。

6.3.4　高阶像差

前角膜、后角膜厚度增加和全眼高阶像差是圆锥角膜的光学后遗症，导致角膜病变过程中的视觉功能减弱。正如前面所讨论的，角膜胶原交联虽然主要是为了减缓角膜进程的进展而开发的，但在许多患者中已经发现它可以提高视力。高阶像差的详细分析 CXL 术后 1 年眼前角膜明显改善（图 6-4a ～ c）。这证实了角膜地形图的改善。

虽然地形和像差轮廓的改善都能改善视力，有趣的是，在我们的研究中，角膜和全眼像差与术后视力的改善没有统计学关系。而且，在 CXL 术后，高阶像差的改善和任何主观视觉症状（如眩光、晕、闪光感等）的改善之间似乎没有任何临床相关的关联。尽管进行了这些统计分析，但高阶像差的总体下降和角膜地形图轮廓的改善将对患者的视觉功能产生全面的有益影响。

6.3.5　患者满意度

目的是扩大对交叉连接手术的客观评估，并进一步阐明预期的临床反应，对患者的视觉症状和视觉功能进行自我报告分析有指导意义。在研究中，我们发现患者通常注意到视觉症状的主观改善。具体而言，夜间驾驶、阅读困难、复视、眩光、光晕、闪光感和异物感在 CXL 术后 1 年

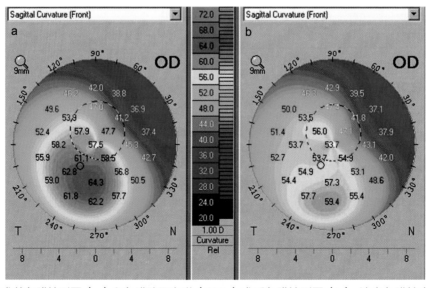

图 6-3　术前角膜地形图（a）和角膜胶原交联（CXL）术后角膜地形图（b）。注意角膜轮廓的改善

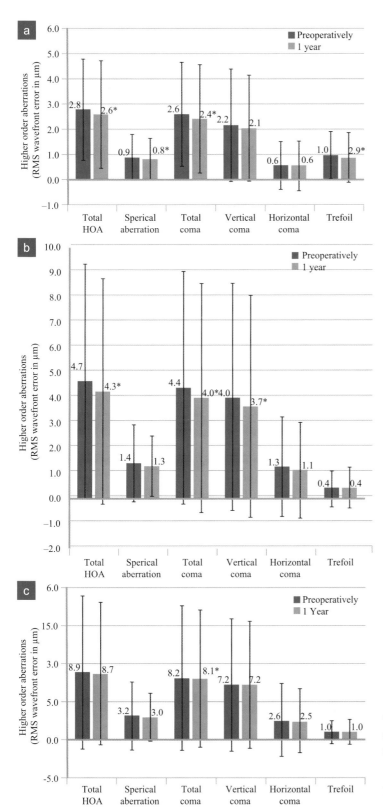

图 6-4 术前及术后 1 年的高阶像差（均方根波前误差）。误差条表示与平均值的两个标准差。* 与术前测量结果比较，有显著性差异(P < 0.05)。a. 全眼像差；b. 角膜前像差；c. 后角膜像差

均有改善（图 6-5）。

除了证实角膜胶原交联术后的客观改善外，还证实了角膜胶原交联术后的客观改变，这说明了患者在手术后的积极主观满意度。

6.3.6　术后时间

交联后临床时间的观察，术后 1 个月视力明显下降，圆锥角膜变陡。这些改变在 6 个月后明显改善，有趣的是，这些术后的结果似乎与术后的变薄和交叉相关的角膜混浊随着时间的推移而变化是一致的（图 6-6b）。目前还不清楚这是否意味着在"期望"的阴霾和变薄过程中发生了一次重塑，或者表明，不管交叉相关的角膜是否混浊和术后变薄的变化，角膜会有一个自然的愈合过程。

6.4　生物力学变化

体外研究表明，角膜胶原交联能提高圆锥角膜的生物力学稳定性。目前，眼部反应分析仪（ORA, Reichert Inc., Buffalo, NY, USA）是为数不多的可用于测量活体角膜生物力学的商业工具之一。以下用两个核心指标来描述角膜的生物力学强度：角膜迟滞（CH）和角膜阻力因子（CRF）。角膜迟滞（CH）是角膜组织黏滞湿气的测量方法，角膜阻力因子（CRF）是对角膜的整个黏弹性反应的测量，以响应 ORA 施加的分级压力和随时间变化的压痕压力。为了测量角膜迟滞（CH）和角膜阻力因子（CRF），管子会自动与患者的眼睛对齐，并释放出特定的时间和压力梯度。伴随着空气脉冲，ORA 测量两个压平压力。当角膜向内移动时，测量第一次压力，当角膜回到原来的位置时，测量第二次压力。此

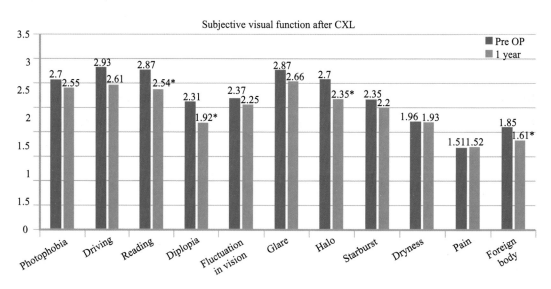

图 6-5　术前及术后 12 个月圆锥角膜亚群主观视觉参数的平均评分。主观评分 1 ~ 5（1= 无症状，5= 严重症状）。* 有统计学意义（$P < 0.05$）

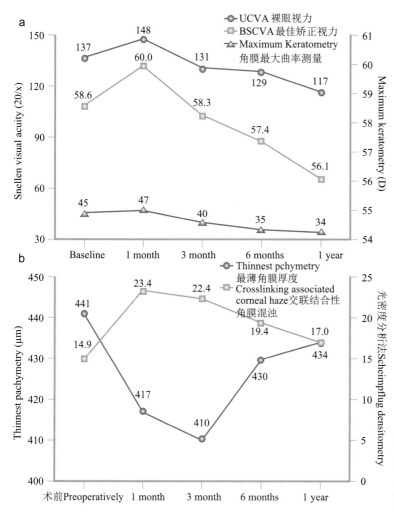

图 6-6　a.UCVA、BSCVA 和最大角膜曲率测量随时间的变化；b. 随着时间的推移，最薄的角膜厚度和交联结合性角膜混浊的变化

外，还捕获了这种颞侧角膜变形的波形。由波形信号导出的测量，如峰值振幅、峰值定时、峰值宽度等，已经被用来确定单个角膜的生物力学特性。

在体内生物力学测试中，角膜迟滞（CH）和角膜阻力因子（CRF）在 CXL 术后 1 年似乎保持不变。解释这些结果是具有挑战性的，因为对于这些 ORA 度量来说，对角膜的黏性或弹性成分的术后改变可能过于细微，并且造成部分缺乏意义的结果。而且，这些角膜的表面光学不规则性可能

会在 ORA 信号中引入误差和可变性，预防术前、术后 CH 和 CRF 的有意义的定量比较。CXL 术后的生物力学变化也可能与角膜迟滞（CH）和角膜阻力因子（CRF）的生物力学变化有着本质上的不同。因此，这些指标可能无法捕捉真正的生物力学效应的 CXL 随时间的推移。发展波形是一种类似用于圆锥角膜分级的模型，它本身的解释模型更好地捕捉角膜在 CXL 术后的生物力学特性。此外，开发新的仪器来评估角膜生物力学，将有助于更好地评估

交联过程的临床强化效果。

6.5　并发症

6.5.1　术后烟雾

在临床检查中，在交联过程中注意到角膜混浊（图 6-7）。交联相关角膜混浊在临床上不同于准分子激光角膜屈光性角膜切除术后的角膜混浊。前者是一种在角膜基质或中间基质分界线尘埃落定的变化，而后者则有更多网状上皮的外观。交联相关的角膜混浊很可能是一种背向散射和折射光的测量方法，导致角膜透明度降低。这种混浊可以在裂隙灯上分级。然而，裂隙灯混浊分级是由观察者解释的，很难客观地进行测量。此外，用共聚焦显微镜观察角膜混浊现象，同时也可以用Scheimpflug 密度法客观定量（图 6-8）。

类似于交叉连接后临床结果的时间序列，混浊出现增加，在 1 个月达到高峰，1 ～ 3 个月达到高峰。在 3 ～ 6 个月，角膜开始清亮，并在 1 年后继续向基线方向返回（图 6-6b）。

到目前为止，尚不清楚这种术后的角膜混浊是否是真正的并发症，或者更确切地说，是一种伤口愈合的理想状态，证明了交联过程的有效性。角膜的透明性是由于小的均匀的胶原纤维有规则的间距，以及静止角化细胞的细胞结构。增加间距和改变原纤维直径可导致光散射增加，透明度降低。此外，静止的角化细胞在其细胞质中有与细胞外基质类似的折射率的晶状体。伤口愈合期间，移行性角化细胞减少了晶状体，导致折射光的增加和随后的混浊增加。体外和体内研究表明，胶原交联导致角膜基质细胞几乎立即消失。圆锥角膜患者共聚焦显微镜观察显示，角膜基质在 2 个月后开始激活角膜基质，6 个月后基质再生几乎完成。这些活化的角化细胞可能促进了混浊的形成，就像 Scheimpflug 图像所显示的那样。此外，随着胶原纤维直径、胶原纤维间距的增加，角膜透明性降低，紫外线 / 核蛋白的治疗可能在降低角膜透明度方面发挥重要作用。

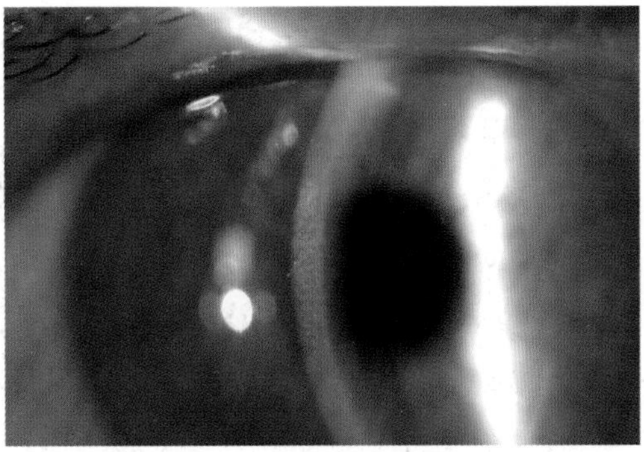

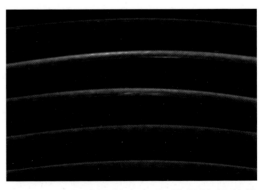

图 6-7　胶原交联后典型角膜基质混浊

图 6-8　一段时间以来与角膜混浊相关的 Scheimpflug 图像

6.5.2　角膜厚度测定法

角膜变薄是角膜胶原交联（CXL）术后早期病程的一个普遍伴随因素（图6-6a）。厚度随时间而变化（图6-9a、b）。

例如，自然上皮可能掩盖下基质轮廓不规则，下基质区的上皮较厚，圆锥本身上有较薄的上皮。因此，切除上皮可能会揭开更大的间质不规则的阴影，导致角膜地形

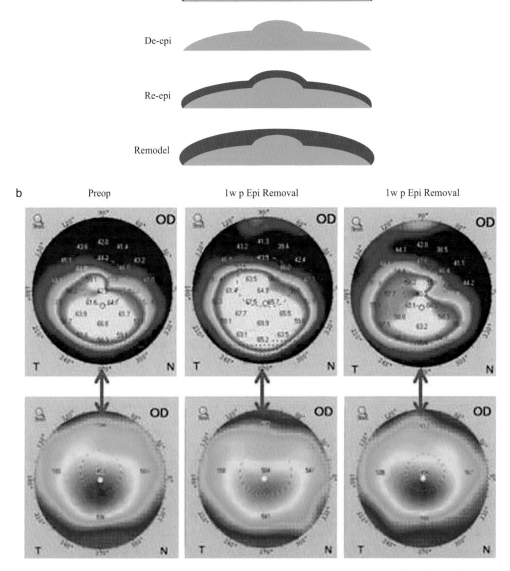

图 6-9　a. 上皮重塑可能是 CXL 椎早期地形图锥变的原因，注意圆锥形的暴露伴随着上皮的移除和前部轮廓的重塑，如在低地形图区域中的表达；b. 术前 1 周、1 个月的角膜地形图及其相应厚度。值得注意的是，去上皮化后 1 周顶端锥体增厚术后 1 个月锥体高度已随厚度变薄而增加

图变陡，当上皮愈合和重塑时，角膜地形图就会分解。除了上皮愈合外，角膜胶原纤维的解剖、结构变化，如胶原纤维的压缩（特别是横向的前束），角膜水化变化和水肿，角化细胞凋亡，糖胺聚糖的变化其他过程可能与角膜胶原交联（CXL）术后不同的临床时间过程有关。

6.6　结果的预测因素

胶原蛋白交联的基本目标是稳定角膜扩张的进展。对于这种疾病的稳定法，交联确实显得有效；98.1% 的眼术后 1 年以上显示 < 2D，91.6% 的眼显示地形进展 < 1D。另外，不仅是稳定的具体预测因素，而且有正面和负面交叉联系结果的预测因素已经开始被阐明。Seiler 小组的两项研究值得关注。在 105 只眼中，有 3 只在 1 年时失去了两行最佳矫正视力线。年龄 > 35 岁和矫正视力优于 20/25 的两项特征被认为是导致这种视力丧失的危险因素。8 只眼（7.6%）在角膜胶原交联（CXL）术后 1 年显示圆锥角膜的持续进展，随 ≥ 1D

最大 K 值的增加而增加。术前最大 K > 58.0D 和女性性别两项特征被确定为疾病持续发展的危险因素。在这组的第二项研究中，他们发现术前 K > 54.0D 与术后肥胖的可能性更大，这一点得到了研究的证实。在临床决策方面，他们的后一项研究在某种程度上将通信技术与他们先前的结论相混淆，即 K > 58.0 与疾病持续发展的风险更大有关。

这些结果可能对交叉连接后患者的预后有重要影响。多因素分析显示，角膜胶原交联（CXL）术后最佳矫正视力变化的唯一独立预测指标是术前最佳矫正视力。术前最佳矫正视力差的眼更易出现 ≥ 2 条 Snellen 线的改善。具体来说，术前视力为 20/40 或更高的眼睛，两线以上视力改善的可能性是前者的 5.9 倍；矫正视力最好的 20/40 或更差的眼的 43% ≥ 两线有改善，而优于 20/40 的只有 11%（图 6-10a、b）。关于手术中失去视力的眼，最不想要的显著指标是没有独立的术前指标。

在术后地形图上，最大 K ≥ 55D 值为

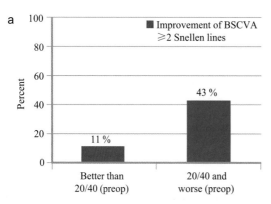

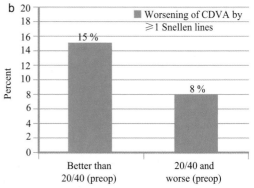

图 6-10　术前 BSCVA 对 CXL 预后的影响。a. CXL 术后 1 年 BSCVA 改善 ≥ 2 条，Snellen 线的比例（蓝色）；b. CXL 术后 1 年 BSCVA 改善 ≥ 1 条，Snellen 线的比例（橙色）

5.4×10% 的眼，其 ≥ 2D 值明显高于角膜增厚者（$P < 0.05$）。但是对于角膜地形图继续变陡的眼，即交联手术不能稳定病情的眼，即使在更高的 ≥ 1D 水平上，也没有独立的地形陡峭的预测因子。角膜胶原交联（CXL）手术可能使所有眼稳定。具体而言，在初始最大 $K ≥ 55D$ 的患者中，40/44（90%）眼在角膜胶原交联（CXL）术后 1 年显示进展小于 1D。同样，在初始最大 $K < 55D$ 的患者中，55/60（92%）眼稳定（图 6-11a、b）。

从临床决策的角度来看，由于目前还没有独立的预测因素可以预测交联不能稳定地形疾病的进展，所有患有进行性圆锥角膜或角膜扩张的患者，考虑进行交联治疗都是合理的，这种治疗以减少疾病进展为目标。关于术后最佳矫正视力，从我们目前的知识来看可以合理地得出结论：视力差的眼最初最有可能得到实际的视觉改善，虽然最初视力良好的眼（超过 20/40）可能更容易失去 1 行，但所有的眼在矫正

视力最好的两行范围内都同样可能保持稳定（图 6-12）。因此，具有良好视力和进行性疾病的眼仍然可以受益于交联治疗，但是眼科医生应该意识到这种可能的视觉并发症和给予患者适当的咨询。

最后，术前圆锥定位对手术效果有重要影响。在中心位置的锥状体的眼中，似乎有更多的体表脂肪。在我们以前的工作中中心位置视锥眼的最大角测量值增加了 2.6D，而中心旁视锥眼和周边视锥眼的最大角测量值分别增加了 1.0D 和 0.05D。地形结果的这种差异性可通过若干机制加以解释。目前的紫外线技术所提供的处理可能在整个处理区域并不是均匀的。"余弦效应"可通过交联减少对周围角膜的相对治疗，在假设的情况下，在中心位置的锥状体中，更对称的交联效应可能导致胶原纤维在各个方向上更加均匀地压缩。因此，在中心位置为圆锥的患者中，脂肪含量增加。此外，有人指出，LASIK 后扩张症患者（包括在上述研究中）更有可能有外周

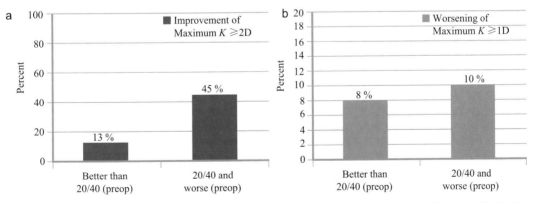

图 6-11　术前最大角膜测量对角膜胶原交联术（CXL）预后的影响。a. ≥ 2D 的术眼在角膜胶原交联术（CXL）后，1 年内最大 K 值增加的百分比（蓝色）；b. ≥ 1D 的术眼在 CXL 后 1 年内最大 K 值的百分比（橙色）

锥。因此上述研究可能阐明的是疾病对交叉连接反应的差异，而不是锥体位置本身的差异。

虽然更大程度上改善位于中心位置的锥变的机制仍然不确定，随着交叉连接的继续发展，术前圆锥位置对交叉连接结果的影响可能是重要的。关于输送系统，确保光束表面的能量一致可以使角膜周边得到更加一致的治疗效果。此外，地形中，地形图导向治疗出现是直接将光束对准锥尖处，还是更优雅地将地形图导向治疗作为一种真正的治疗即可。不依赖于圆锥位置，提高交联效果。至于其他加强交联效果的程序，则是"集中"圆锥，例如，通过眼内环段或传导性角膜移植，也有可能

导致更强的交联效果。

6.7　角膜胶原交联的前景

经皮交联是指角膜上皮不被切除的标准交叉连接程序的变化，提供了以下几个可能的优势：第一，它在术后早期上皮化阶段提高患者的舒适度；第二，它降低感染的风险；第三，它提供更快的视力恢复，并有可能提前恢复隐形眼镜磨损。经皮交联的方法正在研究中。右旋糖酐溶液中的标准核蛋白不能很好地穿透角膜上皮。因此，许多研究者使用核蛋白而不使用右旋糖酐。也可以使用含有氯化苯扎溴铵（BAK）的溶液来增加角膜上皮的通透性。

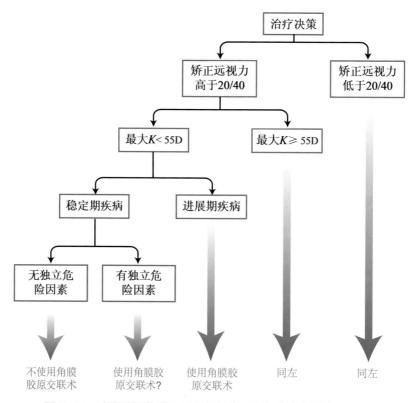

图6-12　患者选择角膜胶原交联术（CXL）的治疗算法

在紫外线照射前，帮助核蛋白进入角膜基质。早期经皮交联的结果好坏不一，这一过程的长期结果也是喜忧参半。需要长期研究来确定这一程序的有效性，更重要的是，还要确定理想的核蛋白和耦联溶液，以及应用方法和最佳紫外线功率，以达到预期效果。

另一个标准交联程序的变化是加速角膜胶原交联。在这个过程中，角膜更短时间地暴露在更高功率的紫外线下。体外研究表明，尽管提供了较高功率的紫外线，角膜内皮细胞的安全性和完整性仅次于极短的暴露时间。加速交联的临床研究正在进行中。

人们越来越多地关注角膜胶原交联作为圆锥角膜更大治疗算法的一部分。虽然有许多患者可以单独受益于交联，但也有其他患者可能受益于交联作为稳定角膜的辅助程序。其他手术，如角膜内环段、光性屈光性角膜切削术（PRK）、地形引导下的光折变角膜切除术和微波热角膜移植术（Keraflex）已经开始为更严重的圆锥角膜患者做准备和研究。这些程序可能会导致更多的陡峭锥的初始增厚，改善角膜外露轮廓。然而，随着时间的推移角膜胶原交联可能需要更好地稳定这些变化。

结论

角膜胶原交联术是一种稳定甚至可改善圆锥角膜患者视力和角膜地形图的新方法。在未来，更快和更精确地引导紫外线传输系统，以及新形式的核蛋白，可以继续提高这一新方法的安全性和有效性。正在进行的研究很可能会继续揭示那些从角膜胶原蛋白交联中获益最大的患者。不管是作为一个独立的程序，还是联合使用，旨在改善角膜的轮廓和光学质量的程序。

参考文献

［1］ Ahearne M, Yang Y, Then KY, Liu KK. Non-destructive mechanical characterisation of UVA/riboflavin crosslinked collagen hydrogels. Br J Ophthalmol. 2008;92:268–71.

［2］ Alio JL, Shabayek MH, Artola A. Intracorneal ring segments for keratoconus correction: long-term follow- up. J Cataract Refract Surg. 2006;32:978–85.

［3］ Asri D, Touboul D, Fournie P, et al. Corneal collagen crosslinking in progressive keratoconus: multicenter results from the French National Reference Center for Keratoconus. J Cataract Refract Surg. 2011;37:2137–43.

［4］ Barsam A, Patmore A, Muller D, Marshall J. Keratorefractive effect of microwave keratoplasty on human corneas. J Cataract Refract Surg. 2010;36:472–6.

［5］ Brooks NO, Greenstein S, Fry K, Hersh PS. Patient subjective visual function after corneal collagen crosslinking for keratoconus and corneal ectasia. J Cataract Refract Surg. 2012;38:615–9.

［6］ Caporossi A, Baiocchi S, Mazzotta C, Traversi C, Caporossi T. Parasurgical therapy for keratoconus by riboflavin-ultraviolet type A rays induced crosslinking of corneal collagen: preliminary refractive results in an Italian study. J Cataract Refract Surg. 2006;32:837–45.

［7］ Caporossi A, Mazzotta C, Baiocchi S, Caporossi T. Longterm results of riboflavin ultraviolet A corneal collagen cross-linking for keratoconus in Italy: the Siena eye cross study. Am J

Ophthalmol. 2010;149(4):585–93.

［8］Caporossi A, Mazzotta C, Baiocchi S, Caporossi T, Paradiso AL. Transepithelial corneal collagen crosslinking for keratoconus: qualitative investigation by in vivo HRT Ⅱ confocal analysis. Eur J Ophthalmol. 2012;22 Suppl 7:S81–8.

［9］Caporossi A, Mazzotta C, Paradiso AL, Baiocchi S, Marigliani D, Caporossi T. Transepithelial corneal collagen crosslinking for progressive keratoconus: 24-month clinical results. J Cataract Refract Surg. 2013;39:1157–63.

［10］Dohlman CH, Hedbys BO, Mishima S. The swelling pressure of the corneal stroma. Invest Ophthalmol. 1962;1:158–62.

［11］Edmund C. Corneal elasticity and ocular rigidity in normal and keratoconic eyes. Acta Ophthalmol (Copenh). 1988;66:134–40.

［12］Fournie P, Galiacy S, Arne JL, Malecaze F. Corneal collagen cross-linking with ultraviolet-A light and ribofl avin for the treatment of progressive keratoconus. J Fr Ophtalmol. 2009;32:1–7.

［13］Fry KL, Luce D, Hersh P. Integrated ocular response analyzer waveform score as a biomechanical index of keratoconus disease severity. Invest Ophthalmol Vis Sci. 2008;49:4343.

［14］Gatinel D, Luce D. Corneal hysteresis and waveform analysis in the normal fellow eye of patients with newly diagnosed keratoconus. Invest Ophthalmol Vis Sci. 2009;50:1750.

［15］Gefen A, Shalom R, Elad D, Mandel Y. Biomechanical analysis of the keratoconic cornea. J Mech Behav Biomed Mater. 2009;2:224–36.

［16］Glass DH, Roberts CJ, Litsky AS, Weber PA. A viscoelastic biomechanical model of the cornea describing the effect of viscosity and elasticity on hysteresis. Invest Ophthalmol Vis Sci. 2008;49:3919–26.

［17］Goldich Y, Barkana Y, Morad Y, Hartstein M, Avni I, Zadok D. Can we measure corneal biomechanical changes after collagen cross-linking in eyes with keratoconus? – a pilot study. Cornea. 2009;28:498–502.

［18］Greenstein SA, Fry KL, Bhatt J, Hersh PS. Natural History of Corneal Haze after Collagen Crosslinking for Keratoconus and Corneal Ectasia: A Scheimpflug and Biomicroscopic Analysis. J Cat Refract Surg 2010:35:2105–2114.

［19］Greenstein SA, Fry KL, Hersh PS. Corneal topography indices after corneal collagen crosslinking for keratoconus and corneal ectasia: one year results. J Cat Refract Surg 2011:37:1282–1290.

［20］Greenstein SA, Shah VP, Fry KL, Hersh PS. Corneal thickness changes after corneal collagen crosslinking for keratoconus and corneal ectasia: one year results. J Cat Refract Surg 2011:37:691–700.

［21］Greenstein SA, Fry KL, Hersh PS. In Vivo Biomechanical Changes After Corneal Collagen Cross-linking for Keratoconus and Corneal Ectasia: 1-Year Analysis of a Randomized, Controlled, Clinical Trial. Cornea 2012:31;21–25.

［22］Greenstein SA, Fry KL, Hersh MJ, Hersh PS. Higherorder aberrations after corneal collagen crosslinking for keratoconus and corneal ectasia. J Cataract Refract Surg. 2012a;38:292–302.

［23］Greenstein SA, Fry KL, Hersh PS. Effect of topographic cone location on outcomes of corneal collagen crosslinking for keratoconus and corneal ectasia. J Refract Surg. 2012b;28:397–405.

［24］Greenstein SA, Hersh PS. Characteristics infl uencing outcomes of corneal collagen crosslinking for keratoconus and ectasia: implications for patient selection. J Cataract Refract Surg. 2013;39:1133–40.

［25］Hafezi F, Kanellopoulos J, Wiltfang R, Seiler T.

Corneal collagen crosslinking with riboflavin and ultraviolet A to treat induced keratectasia after laser in situ keratomileusis. J Cataract Refract Surg. 2007;33:2035–40.

［26］Hersh PS, Fry K, Blaker JW. Spherical aberration after laser in situ keratomileusis and photorefractive keratectomy. Clinical results and theoretical models of etiology. J Cataract Refract Surg. 2003;29:2096–104.

［27］Hersh PS, Fry KL, Chandrashekhar R, Fikaris DS. Conductive keratoplasty to treat complications of LASIK and photorefractive keratectomy. Ophthalmology. 2005;112:1941–7.

［28］Hersh PS, Greenstein SA, Fry KL. Corneal collagen crosslinking for keratoconus and corneal ectasia: one year results. J Cataract Refract Surg. 2011;37:149–60.

［29］Kerautret J, Colin J, Touboul D, Roberts C. Biomechanical characteristics of the ectatic cornea. J Cataract Refract Surg. 2008;34:510–3.

［30］Koller T, Pajic B, Vinciguerra P, Seiler T. Flattening of the cornea after collagen crosslinking for keratoconus. J Cataract Refract Surg. 2011;37:1488–92.

［31］Koppen C, Wouters K, Mathysen D, Rozema J, Tassignon MJ. Refractive and topographic results of benzalkonium chloride-assisted transepithelial crosslinking. J Cataract Refract Surg. 2012;38:1000–5.

［32］Kwitko S, Severo NS. Ferrara intracorneal ring segments for keratoconus. J Cataract Refract Surg. 2004;30:812–20.

［33］Lam AK, Chen D, Tse J. The usefulness of waveform score from the ocular response analyzer. Optom Vis Sci. 2010;87:195–9.

［34］Lim L, Wei RH, Chan WK, Tan DT. Evaluation of higher order ocular aberrations in patients with keratoconus. J Refract Surg. 2007;23:825–8.

［35］Mazzotta C, Balestrazzi A, Baiocchi S, Traversi C, Caporossi A. Stromal haze after combined riboflavin- UVA corneal collagen cross-linking in keratoconus: in vivo confocal microscopic evaluation. Clin Experiment Ophthalmol. 2007;35:580–2.

［36］McCarey B, Edelhauser H. In vivo corneal epithelial permeability following treatment with prostaglandin analogs [correction of analoges] with or without benzalkonium chloride. J Ocul Pharmacol Ther. 2007;23:445–51.

［37］Meek KM, Tuft SJ, Huang Y, et al. Changes in collagen orientation and distribution in keratoconus corneas. Invest Ophthalmol Vis Sci. 2005;46:1948–56.

［38］Rabinowitz YS. Videokeratographic indices to aid in screening for keratoconus. J Refract Surg. 1995;11:371–9.

［39］Raiskup-Wolf F, Hoyer A, Spoerl E, Pillunat LE. Collagen crosslinking with riboflavin and ultraviolet-A light in keratoconus: long-term results. J Cataract Refract Surg. 2008;34:796–801.

［40］Roberts C. The cornea is not a piece of plastic. J Refract Surg. 2000;16:407–13.

［41］Saelens IE, Bartels MC, Bleyen I, Van Rij G. Refractive, topographic, and visual outcomes of same-day corneal cross-linking with Ferrara intracorneal ring segments in patients with progressive keratoconus. Cornea. 2011;30:1406–8.

［42］Salgado JP, Khoramnia R, Lohmann CP, Winkler von Mohrenfels C. Corneal collagen crosslinking in post- LASIK keratectasia. Br J Ophthalmol. 2011;95(4):493–7.

［43］Sawaguchi S, Yue BY, Sugar J, Gilboy JE. Lysosomal enzyme abnormalities in keratoconus. Arch Ophthalmol. 1989;107:1507–10.

［44］Sawaguchi S, Yue BY, Chang I, Sugar J, Robin J. Proteoglycan molecules in keratoconus corneas. Invest Ophthalmol Vis

Sci. 1991;32:1846–53.

[45] Schlegel Z, Lteif Y, Bains HS, Gatinel D. Total, corneal, and internal ocular optical aberrations in patients with keratoconus. J Refract Surg. 2009;25:S951–7.

[46] Seiler T, Hafezi F. Corneal cross-linking-induced stromal demarcation line. Cornea. 2006;25:1057–9.

[47] Seiler T, Koufala K, Richter G. Iatrogenic keratectasia after laser in situ keratomileusis. J Refract Surg. 1998;14:312–7.

[48] Shah S, Laiquzzaman M, Cunliffe I, Mantry S. The use of the Reichert ocular response analyser to establish the relationship between ocular hysteresis, corneal resistance factor and central corneal thickness in normal eyes. Cont Lens Anterior Eye. 2006;29:257–62.

[49] Spadea L. Collagen crosslinking for ectasia following PRK performed in excimer laser-assisted keratoplasty for keratoconus. Eur J Ophthalmol. 2012;22:274–7.

[50] Spoerl E, Wollensak G, Dittert DD, Seiler T. Thermomechanical behavior of collagen-cross-linked porcine cornea. Ophthalmologica. 2004a;218:136–40.

[51] Spoerl E, Wollensak G, Seiler T. Increased resistance of crosslinked cornea against enzymatic digestion. Curr Eye Res. 2004b;29:35–40.

[52] Touboul D, Roberts C, Kerautret J, et al. Correlations between corneal hysteresis, intraocular pressure, and corneal central pachymetry. J Cataract Refract Surg. 2008;34:616–22.

[53] Vega-Estrada A, Alio JL, Brenner LF, et al. Outcome analysis of intracorneal ring segments for the treatment of keratoconus based on visual, refractive, and aberrometric impairment. Am J Ophthalmol. 2013;155:575–84.e1.

[54] Vinciguerra P, Albe E, Trazza S, et al. Refractive, topographic, tomographic, and aberrometric analysis of keratoconic eyes undergoing corneal cross-linking. Ophthalmology. 2009a;116:369–78.

[55] Vinciguerra P, Camesasca FI, Albe E, Trazza S. Corneal collagen cross-linking for ectasia after excimer laser refractive surgery: 1-year results. J Refract Surg. 2009b;26:1–12. Vinciguerra P, Albe E, Mahmoud AM, Trazza S, Hafezi F,

[56] Roberts CJ. Intra- and postoperative variation in ocular response analyzer parameters in keratoconic eyes after corneal cross-linking. J Refract Surg. 2010;127:1–8.

[57] Wollensak J, Buddecke E. Biochemical studies on human corneal proteoglycans – a comparison of normal and keratoconic eyes. Graefes Arch Clin Exp Ophthalmol. 1990;228:517–23.

[58] Wollensak G, Iomdina E. Long-term biomechanical properties of rabbit cornea after photodynamic collagen crosslinking. Acta Ophthalmol. 2009;87:48–51.

[59] Wollensak G, Spoerl E, Seiler T. Ribofl avin/ultravioleta- induced collagen crosslinking for the treatment of keratoconus. Am J Ophthalmol. 2003a;135:620–7.

[60] Wollensak G, Spoerl E, Seiler T. Stress–strain measurements of human and porcine corneas after ribofl avinultraviolet- A-induced cross-linking. J Cataract Refract Surg. 2003b;29:1780–5.

[61] Wollensak G, Spoerl E, Wilsch M, Seiler T. Keratocyte apoptosis after corneal collagen cross-linking using ribofl avin/UVA treatment. Cornea. 2004a;23:43–9.

[62] Wollensak G, Wilsch M, Spoerl E, Seiler T. Collagen fi ber diameter in the rabbit cornea after collagen crosslinking by ribofl avin/UVA. Cornea. 2004b;23:503–7.

[63] Zhang ZY, Zhang XR. Effi cacy and safety of transepithelial corneal collagen crosslinking. J Cataract Refract Surg. 2012;38:1304; author reply -5.

第七章

前板层角膜移植术的进步

7.1 介绍

前板层角膜移植术（ALK）是一种病变的前角膜基质被选择性地替换为供体基质组织，同时保留患者 Descemet 膜和内皮层的角膜移植手术。前板层角膜移植术的首次报道可追溯到 1830 年，比第一例穿透性角膜移植术（PKP）约早 75 年。随后进行了一些改进，即在 1866 年，Von Hippel 报道首次使用兔基质组织作为供体进行前板层角膜移植术并取得成功；然后由 Durr，De Wecker，Fuchs 和 Filatov 研究出了前板层角膜移植多种外科技术。后来由 Hallerman 在 20 世纪 50 年代后期引入了深度解剖的概念。尽管 ALK 的病程较长，但在过去 100 年中最常做的手术是 PKP，而这给成功的 ALK 带来了技术困难。

然而，在过去的 20 年中，外科手术技术的改进（例如 Anwar 的大气泡技术）和手术器械（包括微角膜刀和飞秒激光的使用）重新引起人们了对前板层角膜手术的兴趣。全厚度穿透性角膜移植不再是角膜移植手术的标准。ALK 已成为 Descemet 膜和角膜内皮移植术前病理学检

查的标准，涉及 Descemet 膜和角膜内皮细胞。ALK 已成为管理 Descemet 膜前病变和涉及 Descemet 膜和内皮的角膜内皮细胞移植术的标准。

ALK 可分为用于治疗累及基质前 200 ～ 250μm 病变的浅层前板层角膜移植术（sALK）和治疗深部间质病变的深层前板层角膜移植术（DALK）。与 PKP 相比，这两种手术具有许多优点。ALK 伤口较不易开裂，因为供体与患者接触界面较大，并且患者的 Descemet 膜保持完整。此外，由于内皮细胞层具有最高同源性，前板层植入物不太可能引起免疫排斥，并且减少了对免疫抑制剂的需要。ALK 还对捐赠者组织的要求较低，因为不需要健康的内皮细胞。最后，ALK 被认为是一个眼球外的手术，如果进行，不涉及打开眼球，降低了脉络膜出血、视网膜脱离、感染和其他与 PKP 开放技术相关并发症的风险。

ALK 也有它的缺点。首先，视觉结果取决于界面的光滑性，实现平滑的解剖是技术上的挑战。另外，在需要 DALK 和产生深瘢痕的情况下，由于更深的基质解剖会危及 Descemet 膜穿孔，误差范围变得

非常狭窄。如果 Descemet 膜的完整性受到损害，往往需要终止 DALK 而转变为全层角膜移植手术。此外，板层界面是血管向内生长、上皮向内生长、脂质沉积和白细胞、血液或其他碎片滞留的地方。所有这些都会导致视觉损害或移植失败。

7.2　指征

广义地讲，ALK 包括 DALK，是内皮细胞健康时基质疾病的移植手术。手术指征主要包括角膜基质疾病损害视力，角膜基质疾病影响结构的完整性，两者兼而有之。其他指征包括某些肿瘤、炎性或感染性碎片和穿孔（表 7-1）。

表 7-1　DALK 手术指征

基质瘢痕	角膜扩张症	角膜营养不良	医源性的
感染后	圆锥角膜	点状	翼状胬肉术后
创伤	屈光手术后扩张	粒状	眼表肿瘤切除术后
		黄斑的	

7.3　供体组织的选择

对于 DALK 和 sALK 来说供体组织可以是片状 / 贴片级。重要的是，在外科手术需要转换成全层角膜移植手术时需要供体组织具有良好内皮功能

7.4　麻醉计划

前板层手术通常可以在局部麻醉下进行（球周或球后阻滞），在麻醉护理监护下使用长效药物。在外科医生期望较长手术时间的情况下，建议使用眼睑阻滞。全身麻醉需要考虑与手术技术无关的情况，如儿童年龄组、耳聋、精神发育迟滞、幽闭恐怖症等。如果要使用全身麻醉，麻醉医师必须意识到全身麻醉方式取决于手术方式。可能需要眼内空气注射，因此不应使用氧化亚氮。

7.5　手术过程

7.5.1　浅层前板层角膜移植术

在考虑浅层前板层角膜移植术（sALK）时，需要进行全面的眼科评价，特别需要注意前部瘢痕的程度和规则与不规则散光的数量。推荐使用一种过折射的刚性透气透镜。这将为外科医生提供信息，以确定视力丧失是否主要与基质混浊有关或继发于高度散光。sALK 常与术后散光有关，这一点应向患者解释。

有许多手术方式可用于去除角膜前基质病变。最常见的 3 种是手工解剖、微角膜刀辅助的 ALK 和无缝隙飞秒激光辅助的前板层角膜移植术（FALK）。

7.5.2　手工解剖

手工解剖 sALK，需要进行部分厚度的环锯术，然后用一个锋利的铲刀或月牙形刀片进行手动板层解剖。将供体移植物制作成适合切口的形状，然后放置缝合。由于在这种类型的解剖过程中获得的不规

则界面，界面雾度的比率很高，因此，此手术方式很少用于光学目的。

7.5.3　微角膜刀辅助的 ALK

这种手术技术是 ALK 的一种类型，它利用 LASIK 手术的原理，使用微角膜刀创建平滑的皮瓣表面，目的是减少界面雾。对于这个过程，微角膜刀被设置去创建一个通常厚度为 130 ～ 160 μm 的"自由帽"，用于治疗前基质混浊。由于这个原因，这种技术被用于位于前基质 150 ～ 200μm 内的混浊。这种技术由 Buin 在 2006 年描述。受体眼通常使用 130μm 微角膜刀的头，并且环数设置在 0。微角膜刀也可用来切割供体组织，使整个眼球或供体移植物安装在人工前房。由于供体组织薄，建议在进行切割前标记角膜的前表面，以避免失去正确的取向。

一旦获得供体组织，该组织就被放置在受体床上。建议采用覆盖缝线法固定移植物。覆盖缝合技术仅在宿主角膜上缝针，这样可避免菲薄的供者移植物扭曲，以减少术后散光。另一种替代方法是使用绷带型隐形眼镜。Bein 的技术报道包括 20 例患者，随访最少 1 年，所有患者的矫正视力均达到至少 20/40。术后散光小于 4 屈光度。

该方法的另一个优点是，使用准分子激光基质消融可以改善患者术后屈光的结果效果。可抬高皮瓣，并使患者的角膜基质消融，以达到预期的矫正效果。该手术的缺点之一是，与 LASIK 手术一样，上皮可以生长并导致上皮向内生长，并且患

者可以具有所有其他已知的 LASIK 角膜瓣并发症，如襻翼纹、界面碎片等。

该技术在进行了穿透性角膜移植术前角膜基质混浊患者身上也进行了评价。帕特尔等的报道显示 8 例患者 9 只眼显示手术安全、有效。9 例患者中，8 例在术后第 1 个月恢复视力 20/40 或以上。只有一位患者的视力保持不变。

7.5.4　无缝隙飞秒激光辅助前板层角膜移植术

飞秒激光（FS 激光）的独特能力是用光破坏组织并对侧支组织损伤最小，使角膜外科领域发生了革命性的变化。自从 FDA 在 2000 年批准 FS 激光用于板层使用以来，它的用途已经广泛普及，现在已成为 LASIK 皮瓣、穿透性角膜移植术和内皮移植术等外科手术的常规方法。

已经证明，FS 激光可以精确切割前基质，并且这些切割是高度可重复的。FS 激光用于层状切割的理论益处之一是与微角膜刀的水平切割相比，该激光可以精确地在移植物宿主交界处进行垂直切割。

2008 年，Yoo 等介绍了一种新的无缝隙表面前板层手术的概念，采用飞秒激光辅助无缝隙前板层角膜移植术。这种技术可以在局部麻醉下进行，并且可以在屈光手术中进行。本手术采用眼部相干断层显像（OCT）对患者的前角膜混浊深度进行成像测量。供体移植物通过使用供体全眼球获得或安装在人工腔室保持器上的供体移植物。在皮瓣被切断前切除角膜上皮。用飞秒激光切割供体移植物。将供体厚度

设置从 OCT 获得的测量值的 1.2 倍（调节组织水肿）。采用螺旋法，直径是由患者的需要和外科医生的手术计划决定的。受体角膜使用相似的设置，除了直径小于供体移植物 0.1mm。去除患者角膜，然后用供体移植物代替。建议在角膜移植前表面标记为合适的取向。放置移植物 5～10min，使供体组织脱水，以更好地适应。然后放置绷带型隐形眼镜（图 7-1）。根据角膜瘢痕的密度调整侧切和螺旋切割所需的能量

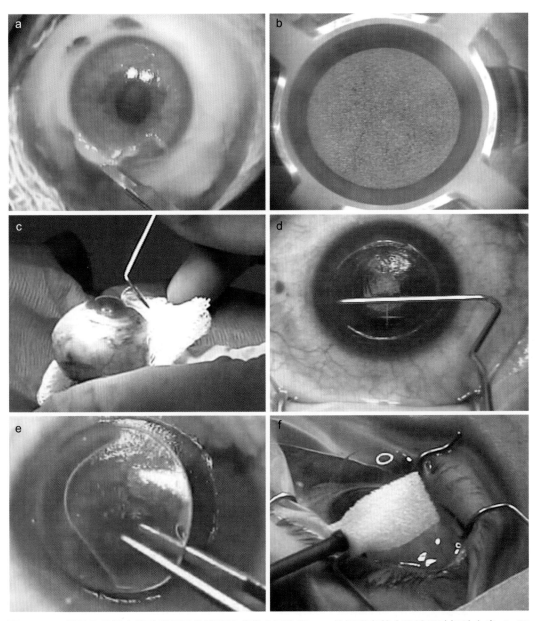

图 7-1　无缝隙飞秒激光辅助前板层角膜移植术的主要步骤。a. 从捐赠者整个眼球手动切除上皮；b. 飞秒激光瓣的制作；c. 手动分离皮瓣；d. 患者皮瓣去除后飞秒激光切割；e. 供体瓣放置在患者角膜上；f. 5min 后放置绷带型隐形眼镜和去除镜片

范围。需要更高的螺旋能量和较低的切线和径向斑点分离更密集的瘢痕。由于角膜后需要多少基质以保持角膜构造稳定性尚未研究，YO 等推荐 LASIK 250μm 残床安全余量概念。

YO 等报道平均随访 12.7 个月，术前和术后 BCVA 的平均差值为 3.8 行。没有一例移植物排斥、感染或上皮向内生长情况（图 7-2）。Shousha 等后来报道了 FALK 的长期结果。该报道包括 13 例患者，随访范围为 12 ～ 69 个月。这项研究的结论是，FAKL 改善了前板层角膜疾病患者的 BCVA，并且视觉康复迅速还无明显的散光。

7.6 深层前板层角膜移植术

DALK 用于深部基质混浊或基质

疾病。否则，这种手术的适应指征就与 ALK 相同。在术前评估中，需要仔细评估 Descemet 膜以确保该层未被破坏。术前 OCT 可帮助角膜评估，例如，识别 Descemet 膜是否参与瘢痕形成。最新的 DALK 技术进一步改进眼表，因为除了内皮细胞和移植物的高存活率外，它们达到了与 PKP 相似的视觉结果。然而，由于涉及更深的解剖，有更高的机会破坏 Descemet 膜。如果需要，PKP 质量供体角膜必须是可用的。

最常见用于 DALK 的技术是手工解剖（开放解剖）、Melles 技术（闭合解剖）Anwar 的大气泡技术和飞秒激光辅助技术，加上这些技术的修饰和改进。

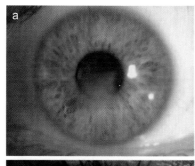
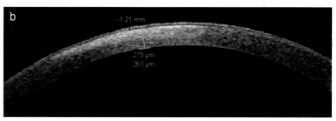
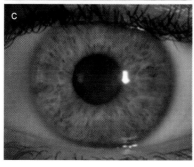
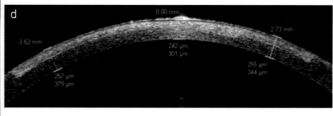

图 7-2 a. 术前无缝隙飞秒激光辅助前板层角膜移植术裂隙灯照片；b. 眼前段光学相干断层扫描显示浅表角膜瘢痕。c. 术后裂隙灯照片显示瘢痕溶解；d. 前段光学相干断层扫描显示板层床和上覆移植物

7.6.1　手工解剖

手工解剖方法类似于 sALK 所描述的手工解剖。它们相同的缺点是不准确的深度和不规则的表面，分别造成散光和界面雾。此外，基质解剖和 Descemet 膜的深度难以观测，这增加了穿孔或基质去除不完全的风险。为改善视力，减少手术时间，减少穿孔的风险，已发展了氢分层、基质内空气注入、黏弹性切开等技术。

7.6.2　Melles 技术

Melles 等首先描述了 Melles 技术。在这个技术中用钝套管将空气通过自密封角膜缘侧端口进行空气交换。这对内皮界面产生镜像空气，作为后续解剖的参考平面。一个剥离刀片向下引入在叶尖和界面之间创建黑暗带，代表基质。垂直解剖穿过该基质直到到达界面。然后刀片平行于后表面，并在角膜上形成一个深的基质袋。然后将黏弹性流体装入基质袋，以允许后侧分离，在随后的环钻过程中保护其免受穿孔。然后，未切割的附着基质用弯曲的显微剪刀切割，并去除角膜前板层。7 例病例中有 1 例（14.3%）穿孔。在结果方面，所有眼保持结构完整性与最小的界面瘢痕。最佳矫正视力在 0.25 ～ 1，散光误差在 1 ～ 3.5，在 4.9±2.9 个月的平均 +/-SD 随访期内没有任何上皮或间质水肿的证据。

7.6.3　Anwar 大气泡技术

Anwar 大气泡技术是一种流行的技术，以帮助在切除基质之前分离 Descemet 膜与基质。与早期使用空气辅助解剖即空气注入先于环钻的方法相比，Anwar 和 Teichmann 的技术是通过进行部分厚度的环钻术开始的。然后将针头插入中心旁角膜基质，注入空气。

大多数情况下，这会在 Descemet 膜和最深基质之间形成一个大气泡。针尖柱塞的阻力随着白色气泡的突然出现而变缓。这是期望的结果。较少情况下（9% 的病例）空气可以持续渗透中央盘而没有明显的气泡出现。在这种情况下，外科医生应该停止注射空气，因为它接近环锯，气泡的形成是不可能的。在切换到传统的 ALK 或加氢脱层之前可以进行多达 4 次试验。然后在气泡中形成一个小开口，剩下的基质层用虹膜铲提起，用刀片切断，并用剪刀切除。应用此技术治疗 181 例圆锥角膜患者中，Anwar 和 Tekman 报道有 16 例 DM 穿孔。DALK 的 Anwar 和 Meles 技术比较研究发现，视力、屈光结果、像差轮廓、生物力学特性、角膜厚度或内皮细胞密度方面两种技术没有统计学上的显著差异。然而，接受 Anwar 技术的患者表现出更好的对比敏感度。该技术仅适用于具有健康 Descemet 膜和无水肿或先前穿孔的患者。

7.6.4　飞秒激光辅助深板层角膜移植术

飞秒激光技术的出现改进了各种角膜手术，DALK 也不例外。这项技术有助于创造一个更平滑、更标准化的界面，理论上可以最大限度地减少雾的形成。在

DALK 过程中，FS 激光已被用于帮助建立供体和患者匹配的环钻和平滑的片层切割，厚度为 70μm，为进一步的手工解剖、Melles 或 Anwar 解剖做准备。

7.7　技术

飞秒激光治疗深前板层角膜有多种技术变化。这一外科手术的关键步骤将在本节中总结。首先，仔细测量受试者的角膜直径和厚度。推荐同时采用几种测量方法，以获得精确的结果，鉴于精确创建深后部切口的需要。Chan 等在中心 7mm 处使用 8 种方式测量厚度，并设置激光参数，以便留下 100μm 形成最薄的测量值。在适当的集中之后，患者界面被放置在激光上，角膜被压平，并且创建激光切口。切口可以是不同的形状，最常见的是后侧切口、前侧切口和板状切口（图 7-3）。当激光开始向后切割时，应注意前房中出现的任何气泡。这些将表明编程的切口太深，到达了前房。应立即停止切割，并复位深度。

对于供体组织，移植物可按预定形状和前切径排列成预切组织或安装在人工前房，并用与受体角膜相似的激光设置切割。

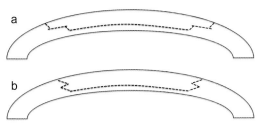

图 7-3　飞秒激光辅助深前板层角膜移植术中的锯齿形（a）和蘑菇状（b）切口结构

捐赠者的组织需要更厚，考虑到由在眼库储存时间引起的水肿。此外，还建议供体组织直径比宿主直径大 0.1mm。

从这一点出发，可以用不同的技术进行预切薄片的解剖：

（1）在人工解剖的情况下，在激光切口的深度处创建平面。解剖横跨角膜以形成床。在某些情况下，如果最初切得太浅，可以进行第二次更深入的解剖。可选地，准分子激光可用于 +4 sph 角膜消融以减少周围基质厚度，随后液体宽光治疗角膜平滑消融治疗，以达到尽可能多的下层 / 内皮层。

（2）在 Melles 技术准备实施的情况下，创建自密封穿刺术，随后与空气进行水交换。然后将黏弹性流体注入解剖的层状平面中。切断后基质，切除板层。

（3）在大气泡技术准备实施的情况下，将针头穿过切口或进入床中部的深层基质中。然后创建一个大的气泡，根据 Anwar 的大气泡技术来解剖薄片。在完成板层解剖后，可以在基质床中放置和缝合供体纽扣。

仍然推荐 Melles 技术或 Anwar 技术在飞秒激光完成环钻之后完成层状剥离。市场上现有的 FS 激光器，深层切割的精度和质量不如浅层基质片切割。切割越深，激光能量越分散，这可以转化为不规则的层状切割。同样重要的是要理解目前的 FS 激光技术仅以预定的几何形状切割片状瓣。这种几何形状从其平面上取其参考点。因此，切割高度扩张的圆锥角膜患者的深板层表面会导致片状切口的不规则。

7.8　结果

激光辅助技术的结果与其他技术相比在视力、伤口稳定性、移植成功率和并发症等方面没有显著差异。然而，使用飞秒激光显著改善视力恢复时间为 3 个月，并标准化了环钻过程。飞秒激光应用的主要缺点是在虹吸过程中需要抽吸和压紧。

7.9　手术并发症及治疗

DALK 术中最常见的并发症是 Descemet 膜穿孔。这可能发生在手术的任何阶段。穿孔的大小将决定是否可以继续该手术，或者是否需要转换为 PKP。据外科医生的经验，Descemet 膜穿孔发生在 10% ～ 30% 病例中。

为了防止 Descemet 膜在环钻术过程中穿孔，重要的是有一个厚度计测量患者角膜最薄点上的厚度信息。推荐使用可调切割深度的环锯。应用 Melles 技术，术前分离 Descemet 膜或解剖基质中的 Descemet 膜，或通过构建巩膜瓣接近 Descemet 膜，减少 Descemet 膜穿孔风险。

如果在基质解剖过程中 Descemet 膜穿孔，应该降低前房压力以防止穿孔蔓延。如果是 Descemet 膜周边和小的穿孔，外科医生可以决定是否移除中央基质并继续进行手术。取出中央基质后，放置移植物在适当的位置并仔细缝合。

进行腔内空气注射，使破裂愈合。监测患者的眼压并寻找瞳孔阻滞的早期征象是十分重要的。

怀疑 Descemet 膜穿孔时，外科医生必须在术后早期裂隙灯检查中寻找可能的双前房。OCT 成像可以帮助更好地区分这些常见术后并发症的程度和位置。Descemet 膜上的自发再附着是可能的，但建议采用腔内注射来加速视力恢复过程。

结论

前板层角膜移植术是一种技术上具有挑战性的手术方法，为角膜基质混浊患者提供了多种优势。新的手术器械，如更精确的显微角膜磨镶术和 FS 激光现在提供了在局部麻醉下手术治疗的可能性，使前部基质病理的患者具有更快的视力恢复过程。Anwar 和 Melles 的 DALK 是迄今为止使用最多的外科手术技术，具有很好的临床效果。随着 FS 激光技术的发展，深层基质层切割的精度和质量将改善，并降低手术复杂程度。

参考文献

［1］ Anwar M. Dissection technique in lamellar keratoplasty. Br J Ophthalmol. 1972;56:711–3.

［2］ Anwar M, Teichmann KD. Big-bubble technique to bare descemet's membrane in anterior lamellar keratoplasty. J Cataract Refract Surg. 2002a;28:398–403.

［3］ Anwar M, Teichmann KD. Deep lamellar keratoplasty: surgical techniques for anterior lamellar keratoplasty with and without baring of Descemet's membrane. Cornea. 2002b;21:374–83.

［4］ Archila EA. Deep lamellar keratoplasty dissection of host tissue with intrastromal air injection. Cornea. 1984;3:217–8.

［5］ Baradaran-Rafi i A, Eslani M, Sadoughi M-M, Esfandiari H, Karimian F. Anwar versus Melles deep anterior lamellar keratoplasty for keratoconus: a prospective randomized clinical trial. Ophthalmology. 2013;120:252–9.

［6］ Borderie VM, Sandali O, Bullet J, Gaujoux T, Touzeau O, Laroche L. Long-term results of deep anterior lamellar versus penetrating keratoplasty. Ophthalmology. 2012;119:249–55.

［7］ Busin M. Microkeratome-assisted superfi cial anterior lamellar keratoplasty. Tech Ophthalmol. 2006;4:64–8.

［8］ Buzzonetti L, Laborante A, Petrocelli G. Refractive outcome of keratoconus treated by combined femtosecond laser and big-bubble deep anterior lamellar keratoplasty. J Refract Surg. 2011;27:189–94.

［9］ Chamberlain W, Cabezas M. Femtosecond-assisted deep anterior lamellar keratoplasty using big-bubble technique in a cornea with 16 radial keratotomy incisions. Cornea. 2011;30:233–6.

［10］ Chan CC, Ritenour RJ, Kumar NL, Sansanayudh W, Rootman DS. Femtosecond laser-assisted mushroom configuration deep anterior lamellar keratoplasty. Cornea. 2010;29:290–5.

［11］ Chau GK, Dilly SA, Sheard CE, Rostron CK. Deep lamellar keratoplasty on air with lyophilised tissue. Br J Ophthalmol. 1992;76:646–50.

［12］ Farid M, Steinert RF. Deep anterior lamellar keratoplasty performed with the femtosecond laser zigzag incision for the treatment of stromal corneal pathology and ectatic disease. J Cataract Refract Surg. 2009;35:809–13. doi: 10.1016/j.jcrs.2009.01.2 .

［13］ Fogla R. Deep anterior lamellar keratoplasty in the management of keratoconus. Indian J Ophthalmol. 2013;61:465–8.

［14］ Fogla R, Padmanabhan P. Results of deep lamellar keratoplasty using the big-bubble technique in patients with keratoconus. Am J Ophthalmol. 2006;141:254–9.

［15］ Funnell CL, Ball J, Noble BA. Comparative cohort study of the outcomes of deep lamellar keratoplasty and penetrating keratoplasty for keratoconus. Eye (Lond). 2006;20:527–32.

［16］ FX Mühlbauer: Ueber Trasnplasntation der Cornea (Gekronte Preisschrift, Jos. Lindaauer, Mucich 1840). CC Schmidt Jahrbücher der in- und ausländischen gesammten Medicin. 1842 Otto Weigand Leipzig. p. 267–88, n.d.

［17］ Karabela Y, Muftuoglu O, Gulkilik IG, Kocabora MS, Ozsutcu M. Intraoperative and early postoperative flap-related complications of laser in situ keratomileusis using two types of Moria microkeratomes. Int Ophthalmol. 2014;34:1107–14.

［18］ Leccisotti A. Descemet's membrane perforation during deep anterior lamellar keratoplasty: prognosis. J Cataract Refract Surg. 2007;33:825–9.

［19］ Lim LS, Aung HT, Aung T, Tan DTH. Corneal imaging with anterior segment optical coherence tomography for lamellar keratoplasty procedures. Am J Ophthalmol. 2008;145:81–90.

［20］ Maurino V, Allan BDS, Stevens JD, Tuft SJ. Fixed dilated pupil (Urrets-Zavalia syndrome) after air/gas injection after deep lamellar keratoplasty for keratoconus. Am J Ophthalmol. 2002;133:266–8.

［21］ Melles GR, Lander F, Rietveld FJ, Remeijer L, Beekhuis WH, Binder PS. A new surgical technique for deep stromal, anterior lamellar keratoplasty. Br J Ophthalmol. 1999;83:327–33.

［22］ Melles GR, Remeijer L, Geerards AJ, Beekhuis WH. A quick surgical technique for deep, anterior lamellar keratoplasty using visco-dissection. Cornea. 2000;19:427–32.

［23］ Mosca L, Fasciani R, Mosca L, Guccione

L, Legrottaglie EF, Siniscalco A, Riso M, Balestrazzi E. Graft rejection after femtosecond laser–assisted deep anterior lamellar keratoplasty: report of 3 cases. Cornea. 2011;30:912–6.

[24] Mosca L, Fasciani R, Tamburelli C, Buzzonetti L, Guccione L, Mandarà E, Balestrazzi E. Femtosecond laser-assisted lamellar keratoplasty: early results. Cornea. 2008;27:668–72.

[25] Patel AK, Scorcia V, Kadyan A, Lapenna L, Ponzin D, Busin M. Microkeratome-assisted superficial anterior lamellar keratoplasty for anterior stromal corneal opacities after penetrating keratoplasty. Cornea. 2012;31:101–5.

[26] Price FW, Price MO, Grandin JC, Kwon R. Deep anterior lamellar keratoplasty with femtosecond-laser zigzag incisions. J Cataract Refract Surg. 2009;35:804–8.

[27] Ramamurthi S, Ramaesh K. Surgical management of healed hydrops: a novel modification of deep anterior lamellar keratoplasty. Cornea. 2011;30:180–3.

[28] Reisinger F. Die Keratoplastik: ein Versuch zur Erweiterung der Augenheil kunst. Bayer Ann. 1824;1:207–15.

[29] Sharma N, Kumar C, Mannan R, Titiyal JS, Vajpayee RB. Surgical technique of deep anterior lamellar keratoplasty in descemetoceles. Cornea. 2010;29:1448–51.

[30] Shehadeh-Mashor R, Chan CC, Bahar I, Lichtinger A, Yeung SN, Rootman DS. Comparison between femtosecond laser mushroom configuration and manual trephine straight-edge configuration deep anterior lamellar keratoplasty. Br J Ophthalmol. 2014;98:35–9.

[31] Shimazaki J, Shimmura S, Ishioka M, Tsubota K. Randomized clinical trial of deep lamellar keratoplasty vs penetrating keratoplasty. Am J Ophthalmol. 2002;134:159–65.

[32] Shousha MA, Yoo SH. New therapeutic modalities in femtosecond laser-assisted corneal surgery. Int Ophthalmol Clin. 2010;50:149–60.

[33] Shousha MA, Yoo SH, Kymionis GD, Ide T, Feuer W, Karp CL, O'Brien TP, Culbertson WW, Alfonso E. Longterm results of femtosecond laser-assisted sutureless anterior lamellar keratoplasty. Ophthalmology. 2011; 118:315–23.

[34] Sugita J, Kondo J. Deep lamellar keratoplasty with complete removal of pathological stroma for vision improvement. Br J Ophthalmol. 1997;81:184–8.

[35] Suwan-Apichon O, Reyes JMG, Griffi n NB, Barker J, Gore P, Chuck RS. Microkeratome versus femtosecond laser predissection of corneal grafts for anterior and posterior lamellar keratoplasty. Cornea. 2006; 25:966–8.

[36] Von Hippel A. Eine neue methode der Hornhauttransplantation. Arch Ophthalmol. 1888;34:105–30.

[37] Watson SL, Ramsay A, Dart JKG, Bunce C, Craig E. Comparison of deep lamellar keratoplasty and penetrating keratoplasty in patients with keratoconus. Ophthalmology. 2004;111:1676–82. doi: 10.1016/j. ophtha. 2004.02.10 .

[38] Yoo SH, Kymionis GD, Koreishi A, Ide T, Goldman D, Karp CL, O'Brien TP, Culbertson WW, Alfonso EC. Femtosecond laser-assisted sutureless anterior lamellar keratoplasty. Ophthalmology. 2008;115:1303–7, 1307.e1.

[39] Zirm E. Eine erfolgreiche totale Keratoplastik. Graefes Arch Ophthalmol. 1906;64:580–93.

第八章

内皮角膜移植术

8.1 历史，创新和术语

Tillet 于 1956 年首次提出了眼部疾病中选择性替代内皮的概念，并将其命名为后板层角膜移植术。现代角膜内皮移植术的成功归功于 Melles 的开创性工作，他于 1998 年开创了一种新的方法，可以在不使用缝线的基础上使后片层移植物成功连接到受体基质，该方法还有助于改善视力。Terry 等在美国将这种技术推广为深层板状内皮角膜移植术（DLEK）。由于 DLEK 需要对供体角膜进行手工分层解剖，这在技术上具有挑战性，所以没有被广泛采用。

2003 年，Melles 等提出了一种简化技术，即仅去除 Descemet 膜并将内皮移植物置于后基质的背面。这项技术由 Price 等修改并推广。同时命名为 Descemet 剥离内皮角膜成形术（DSEK）。该方法通过使用半自动微型角膜刀可以简化供体角膜的薄层解剖。在 2005 年，眼库开始进行薄层解剖，并为外科医生提供"预切"供体组织。DSEK 在世界范围内被迅速采用，目前是角膜外科医生中最受欢迎的内皮角膜成形

术，因为该手术相对容易学习和操作，结果良好，并且适用于几乎所有眼前房中的相关复杂情况性。DSEK 在解剖表面后基质组织和不均匀性增加，或在供体组织中形成褶皱，由于受体角膜背部被改变会影响视力，因此，视觉恢复有时会延迟，视觉并不总是能达到最好的效果。这些局限性引起了人们对离体内皮和 Descemet 膜移植的兴趣。与此同时，Melles 开发了一项名为 Descemet 膜内皮角膜移植术（DMEK）的项目。尽管相比于 DSEK 具有多项优势，但 DMEK 被采用的速度仍相对较慢，因为从技术层面上讲，它比 DSEK 更具挑战性。

为了克服 DMEK 的手术难题，开发了几种替代方案。一种方法是通过后基质的小周边裙传递 Descemet 膜。当使用微型角膜刀进行薄层剥离步骤时，这被称为 DMEK［具有基质边缘的 DMEK（DMEK-S）］或 Descemet 膜自动配合的内皮角膜移植术（DMAEK）。该过程结合了 DMEK 在视觉影响方面的优势和 DSEK 的组织处理简易性，但供体制备更具挑战

性，组织损失率更高。另一种改善视力结果的方法是用微型角膜刀制造更薄的供体微透镜，这被称为超薄 DSAEK。尽管这种技术也会增加组织的损耗，但满足了许多外科医生对更薄的 DSAEK 组织的要求，与此同时，DMEK 手术步骤的逐步改进及其术后强大的视觉效果、较低的排斥率等一系列引人注目的结果使其成为几个中心内皮疾病治疗方案中的首选。该技术很可能会在更广泛的范围内获得普及。超薄 DSAEK 与 DMEK 的优点相近，但与常规 DSAEK 相比，增加了内皮损伤的风险并使组织操作更具挑战性。

多种内皮紊乱的现象可以通过不同的内皮角膜移植技术来控制。图 8-1 描述了内皮角膜移植术的不同指征，图 8-2 显示了不同类型的内皮角膜移植术。

8.2　外科技术

8.2.1　DLEK

DLEK 技术首先沿创口的整个长度创建 9.0mm 的巩膜创口和深角膜巩膜片状囊袋，降至 75% ～ 85% 的角膜深度。使用半扫描器将角膜缘解剖完成至角膜缘 360°以形成深层状角膜囊。将后基质片层切除。将供体角膜组织安装到人工前房上，手动或使用微型角膜刀切除前基质组织，留下厚度约 150μ 的后基质。将供体

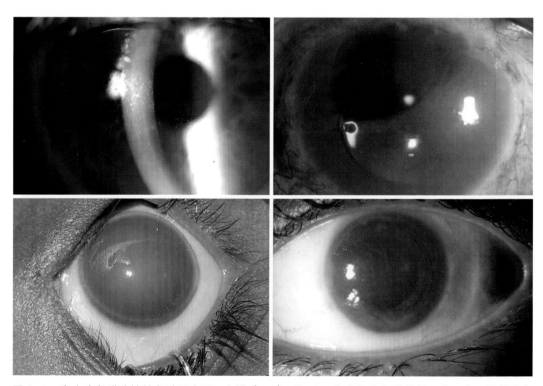

图 8-1　为内皮角膜移植的各种适应证。上排（L-R）-Fuchs 内皮细胞角膜营养不良；人工晶状体角膜水肿（前房内后房内晶状体）。下排（L-R）- 先天性遗传性内皮营养不良；虹膜角膜内皮（ICE）综合征

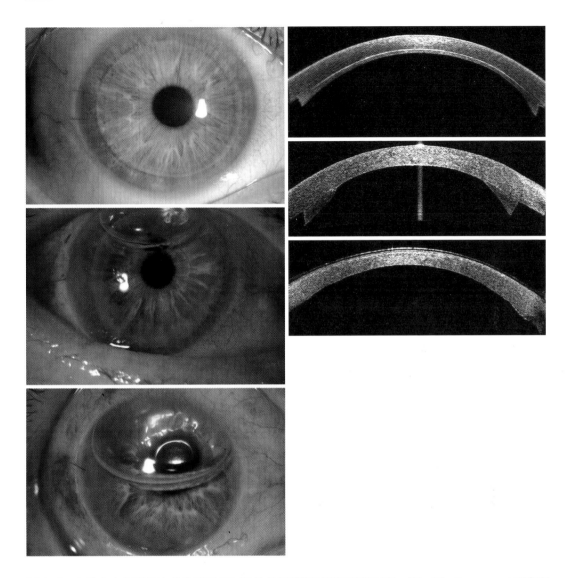

图 8-2　3 种内皮角膜移植术的裂隙灯和眼前节光学相干断层扫描图像。第一行：Descemet 剥离自动化内皮剥脱术（DSAEK）。第二行：后弹力膜自动化内皮角膜移植术（DMAEK），术后 1d 有残留气泡。第三排：后弹力膜内皮角膜移植术（DMEK），术后 1d 留置残留气泡和绷带接触镜

组织的直径调整至与受体床直径大致相同，插入前房，并使用气泡附着。用几根间断缝合线缝合巩膜伤口。随后通过折叠移植物插入 5 ～ 6mm 切口进行矫正。虽然效果并不十分理想，但 DLEK 是第一个成功的 EK 程序。因为没有角膜前切口和移植物的缝合，效果也会优于 PK。因此，视觉恢复

更好，并且防止了与 PK 相关的缝合相关并发症。我们相信，手术过程中遇到的困难会激励人们去探索更好的方法。

8.2.2　DSEK

该程序包括 3 个步骤：①制备后层状移植物；②除去宿主 Descemet 膜和功能

失调的内皮；③将移植物插入前房并使用空气填塞进行定位。

（1）供体准备：将供体角膜安装在人造前房上进行薄层解剖。然后将其放置在组织切割块上并从内皮侧切成所需的大小（直径通常为 8 ～ 9mm）。片层解剖的方法包括：手动解剖（图 8-3，第一行）——在角膜缘 4 ～ 5mm 处做一个曲线切口，深度为 300 ～ 350μm，带有防护钻石 / Bevers 叶片。使用长短不一的弯曲的解剖刀片将片状断面延伸 360°到达角膜缘。

微型角膜刀解剖（图 8-3，第二行）——

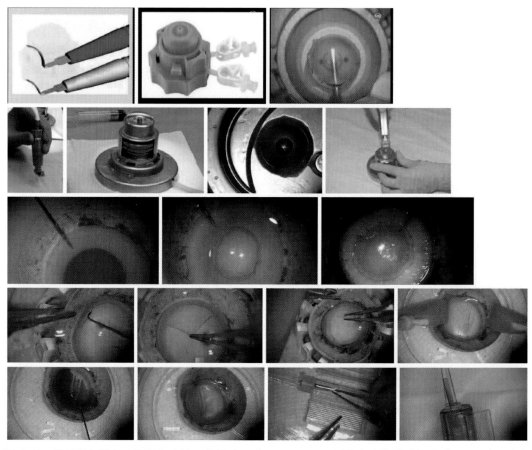

图 8-3　供体组织准备：设备和方法。上行（L-R），Descemet 剥离内皮角膜移植术（DSEK）：手动解剖器（DORC，荷兰）；Barron 一次性人造前房（Katena Products）；手动解剖与捐助 corinea 安装在人工前房。第二行（L-R，Descemet 剥离自动化内皮角膜成形术（DSAEK）：微角膜刀（Moria）；可重复使用的人工前房（Moria）；微型角膜刀辅助供体解剖；微型角膜刀（德国 Gebauer）。第三行（L-R），后弹力膜自动化内侧角膜移植术（DMAEK）移植物制备：通过穿过外周巩膜边缘插入的针注入空气，这造成了一个巨大的泡沫，大气泡扩大并有更多的空气将后弹力膜（DM）与后基质分开。第四行（L-R），后弹力膜内皮角膜移植术（DMEK）移植物制备：使用 microfinger 工具将周边评分的 DM 与周围的基质组织周围分开；DM 在四个象限中被剥离，使其附着在中心；最后剥离以释放组织的中心；卷动供体 Descemet 膜和内膜。第五行（L-R），DMEK 移植物插入：台盼蓝染色 DM 卷轴以提高可视性，染污的 DM 卷轴，组织正在被装载到眼内透镜插入器的盒中；插入器内的 DM 卷轴

在供体解剖平面创建一个微型角膜刀。根据所需的层片解剖平面可选择微角膜头（通常为 300～350μm）。与手动解剖相比，微型角膜刀解剖能创造更平滑和更规则的解剖平面。许多眼库都有微型角膜刀，并提供了预解剖的组织。

飞秒（FS）激光解剖（FS-DSEK）——评估了使用飞秒激光创造层状切割的可行性，但后层板移植所需的深层薄板切除的局限性太大，并不理想，未能产生令人满意的结果。

（2）剥离宿主 Descemet 膜（图 8-4，第一行，第一）：宿主 DM 在与移植物直径相对应的区域内被移除或略微变小。在 Fuchs 内皮营养不良症状中，DM 剥除必须去除滴状物；然而，在 DM 是光学透明并且没有任何结构改变的情况下（例如失败的 PK 和人工晶状体角膜水肿），该步骤可以是自由选择的。

（3）移植物插入和定位：使用诸如镊子、滑动装置和插入器之类的装置将移植物通过 3～5mm 切口插入。目前使用的供体插入工具包括：

镊子——供体组织被折叠成 60/40 构型（内皮面向内并用少量黏弹性物质保护），并使用无创伤性非钳夹镊子（例如，Charlie Ⅱ，Goosey，Kelman 镊子）插入前房。

滑行片——这种方法容易导致浅前房眼和虹膜脱垂。可以使用前房（AC）维持器维持前房。将片内晶状体（IOL）滑动插入腔室的一半，用于保持虹膜在后面的位置。将供体移植物置于滑动件上，内皮侧用大量的黏弹性物质保护。眼内钳插入

主要砧板对面的部位。供体边缘用镊子抓住并拉入前房内（拉通法）。或者，可以使用 Sinskey IOL 拨号器（推入法）在不使用 AC 维持器的情况下通过主切口插入移植物。

Busin 滑行（图 8-4，第一行，第二行）：这种可重复使用的漏斗滑动（Moria，Inc.，Antony，France）将移植物卷曲成圆柱形，以最大限度地减少插入时的内皮损伤。抓住移植物的边缘并将其拉入前房内，并通过相对部位切口引入眼内植入物。

缝合牵引——在这种方法中，将 a10-0 Prolene 缝合线穿过 5mm 的上层薄片切口并穿过 AC 及角膜，离开角膜 DM 以及剥离边缘约 1mm 处。供体内皮用黏弹性物质包被，并且缝线的第二臂穿过供体微透镜的外周，从内皮侧进入并离开基质侧。然后穿过切口，穿过 AC 并通过角膜 1mm 中心至剥离的 DM 的边缘。供体微透镜在前缘处用缝线轻轻地对折，并且当拉动缝线的两端以将移植物引导到眼中时，切口的前边缘就会被抬起。AC 充满空气后，移植物展开，并通过系紧缝线固定，这有助于将移植物脱位的风险降至最低。

注射器/插入器（图 8-4，第二排——第一，第二）——为了实现最小内皮损伤的移植物而设计的几种一次性使用的设备。应用一直受到成本的限制，并且采用上述其他方法同样获得了良好的结果。

插入移植物后，使用气泡将其定位并附着于主体后基质（图 8-4，第二行至第三行）。前房完全充满空气 10～12min，然后进行局部气液交换，以避免继发瞳孔

阻塞的眼压升高（IOP）风险。或者，可以在移植物插入之前进行预防性下位虹膜切除术以防止由于空气引起的瞳孔阻滞。术后仰卧位保持 15 ～ 20min 或更长时间。

8.2.3 DMEK

该程序涉及分离供体 DM 和内皮，随后插入，解开并定位在正确的方向。就像在 DSEK 中那样，在插入供体组织之前移除中央供体 DM。

（1）供体制备（图 8-3，第四行）：供体 DM 可以通过直接剥离或通过注入空气形成大气泡来分离。直接剥离具有较高的成功率和较少的内皮细胞损失。Giebel 和 Price 介绍了一种直接剥离方法，称为潜入式角膜（SCUBA），成功率接近 99%。将

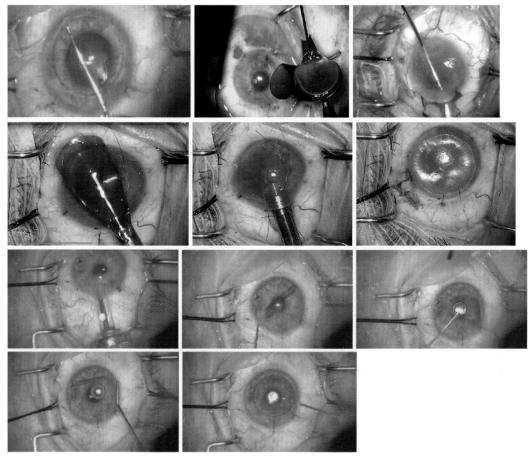

图 8-4　接受者准备，移植物插入和定位。第一行（*L-R*）：Descemet 膜评分：将 DSEK 移植物加载到 Busin 滑行（Moria）中；使用 Busin 滑行和眼内钳进行移植物插入的牵引方法。第二行（*L-R*），将 DSEK 移植物加载到 EndoSerter（Ocular Systems，Winston-Salem，NC）中；EndoSerter 移植插入；空气棉塞。第三行（*L-R*），DMEK 移植物插入；平衡盐溶液展开卷动的组织；展开了一部分。第四行（*L-R*）：将卷动的 DMEK 供体组织解开到后部气泡（气泡有助于将移植物锚定在正确的位置）；最后的空气注射将供体组织压靠在受体角膜上

供体角膜巩膜缘以内皮侧向上浸入充满角膜贮存液的观察室中，或者将其置于切割块上。使用 Y 形钩，DM 在小梁网内部轻微刻痕 1～2mm。台盼蓝染色可加强刻痕边缘的可视化，然后用 microfinger（Moria Inc.）沿圆周方向提起。DM 的边缘用钝钳夹住。DM 在四个象限中部分剥离，留下中心部分。膜漂浮回位同时供体被细致地缝入基质。供体角膜放回观察室进行最后的剥离，用以将 DM 分离。脱离的 DM 自发地形成了内部具有内皮的卷轴。DM 卷轴被放置在存储介质中或立即用于移植 DM。

移植物会随着年龄增长而变厚，因此来自年长供体的移植物通常卷动得不太紧密，这使得在手术期间移植更容易解开包扎。因此，超过 40 岁的供体组织对于 DMEK 是优选的。与 DSEK 一样，DMEK 供体组织可以在手术前几天进行预备。

（2）移植物插入，展开和定位：DM 卷轴可以装入玻璃吸管或人工晶状体盒和注射器中，并通过 2.8mm 宽的角膜切口插入。有很多种类型的 IOL 盒适用于移植物递送，包括 Softec（Lenstec，Inc，St.Petersburg，FL，美国），Carl-Zeiss 插页器（德国耶拿）和 Viscoject（瑞士 Wolfhalden 的 Medicel AG）（图 8-3，第五行）。据报道，使用人工晶状体吊桥可形成封闭系统而无需添加任何黏弹性物质，因此移植物附着力更好。

可用的几种移植展开机动（图 8-4，第三和第四行）。Liarakos 等描述了 4 种标准和 3 种辅助技术，用于根据取向和 DM 卷曲的紧密程度在前房展开移植物。基本

上，前房内的 DM 涡旋通过使用 BSS 的快速爆发来打开。手术显微镜上的便携式狭缝光束或狭缝光束或光学相干断层扫描附件可用于确认移植物定位。卷轴打开一部分之后，在供体下方注入小气泡以确保取向。受体角膜表面被划掉以使移植物完全居中并展开，随后空气填充前房。建议患者保持仰卧姿势 60min 以允许供体依从性。

8.2.4　混合技术

目前已经开发了混合技术来将 DMEK 的光学结果与更容易处理的 DSEK 相结合。Studeny 介绍了由内皮和 DM 组成的后角膜薄片的移植以及基质支撑边缘（DMEK-S），McCauley 等描述了部分自动化变异（DMAEK）。裸露的中心内膜和 DM 提供了优异的光学结果，足以与 DMEK 成功的患者相媲美，而基质边缘固定了薄而脆弱的中心部分，有助于保持其形状并防止卷动。

如在 DSEK 中解剖供体组织。然后使用大气泡技术将 DM 从后基质分离（图 8-3，第三行）。通过覆盖在大气泡上的基质床进行切口，并且在分离的 DM 的区域内切除后间质的基质盘。使用 Busin 滑动的牵引技术将供体组织插入眼中，并且注入空气以将供体附着于受体基质。供体的插入和定位比 DMEK 容易，因为组织的自发展开，但供体组织的制备更复杂，组织丢失率更高，这限制了该项技术的应用。

8.2.5　超薄 DSAEK

一些外科医生提出使用更薄的内皮移

植物可获得更好的视力和更快的视力恢复。Busin 等提出了获得超薄后片层移植物（＜ 100μ）的微型角膜刀辅助双通道方法。第一次通过 300μm 或 350μm 的微型角膜刀头来削薄角膜。残留床的厚度决定了第二次通过的微型角膜刀头的选择，为了避免穿孔，操作必须进行相反的方向，因为刀片在通道开始时变得最深。考虑到供体厚度、角膜存储介质、人造前房加压和切割速度，应用诺莫图来帮助选择适当的微型角膜刀头尺寸以通过单次或双程技术获得薄 EK 供体组织。与标准 DSEK 移植物相比，超薄移植物穿孔组织丢失的风险更高。

8.3　眼部并发症的手术考虑

EK 对于正常眼前节和稳定的后房型人工晶状体眼来说是最方便的。由于 DSEK 优于 PK，EK 的适应证已扩展到眼前节的复杂病情，如瞳孔异常、外周前粘连、青光眼滤过程序、青光眼管分流、先前的 PK 或前房人工晶状体。虽然 DSEK 可以在所有提到的条件下成功尝试，但是 DMEK 所采取的措施更加谨慎，因为 DM 移植比较敏感，需要更多操作才能与 DSEK 相比。在确定 EK 的类型时，需要在个别情况下通过简单的程序来平衡一个程序的优势。

8.3.1　完全或部分无虹膜的无晶状体眼

在完全或部分无虹膜的无晶状体眼患

者中，存在一种潜在的问题，那就是术中或术后移植物脱离，这可能导致移植物脱位至后段。根据虹膜异常的程度，有几种方法可以用来控制这种情况。可在 DSEK 手术前数周计划有虹膜重建 / 瞳孔成形术或无虹膜重建 / 瞳孔成形术的后房型 IOL（沟 / 巩膜固定）。可以在移植物插入期间使用片状 IOL 滑动来引导移植物并避免后移。通过受体角膜和内皮移植物的临时固定缝线可作为防止移植物后脱位的措施。在虹膜缺损较大的眼中，应避免或谨慎地进行主动脉 DM 剥离，以防止碎片落入后腔。延长空气填塞和仰卧位是促进移植物粘连的附加措施。

在人工虹膜植入物的无虹膜的眼中，移植物可能会在植入物边缘和眼壁之间滑动并落入后段。为了防止这种情况的发生，应在插入移植物之前注入空气，并且应使用临时固定缝合线来固定移植物。或者，移植物可以采用缝合牵引技术插入，拉动缝线可以用来固定移植物，直到术后确定粘连。

8.3.2　有晶状体眼

在患有明显白内障的眼中，采用三联手术（使用 DSEK 或 DMEK 的白内障手术）是首选的治疗方案。对于 DSEK 也是有利的，因为白内障摘除可加深前房并促进移植物的展开。在患有内皮病和透明晶状体的患者中，可以单独考虑内皮角膜成形术。通过避免前房波动来避免清除晶状体和内皮移植物的医源性损伤是较明智的举措。与 PK 一样，在 EK 之后，由于手术期间的眼内操作和术后使用类固醇，促进了白内障发生的速度。需要提取白内障进展的可能性与患者的年龄显着相关。

8.3.3　青光眼滤过 / 管手术

在这里，由于注入的空气通过孔口进入结膜下空间可能无法一次完成，需要多次尝试，因此在前房中实现空气填充可能存在困难。另外，在获得足够的空气填塞后，眼压需要严格监测，以避免长时间的高压极端事件发生，否则会对已被压迫的视神经造成更大的伤害。

很少出现空气容易逃逸并且压力不能增加到足以固定眼睛的情况，可以在管的端部或过滤器的孔口上放置几滴黏弹剂以阻止流动。在移植物到位之前不应使用黏弹性物质以防止其涂覆移植物界面。一旦患者坐起来，黏弹性就会从上管和口腔脱落。所以应多加注意术后眼压峰值问题。

在装有青光眼引流装置的眼中，必要时通过适当修剪和重新定位管来避免移植物和管之间的机械接触是非常重要的。

8.3.4　玻璃体切割后的眼睛

既往玻璃体切割术和相关虹膜 / 带状缺损的眼睛在移植物粘连时可能存在困难，因为空气可能逸出到玻璃体腔中，增加了并发角度闭合 / 移植物脱离的风险。与其他情况类似，长期填塞可能有助于避免这些问题的发生。

8.3.5　初代 PK 的不足

DSEK 失败的移植物可以重新恢复清晰度并避免重复进行 PK。然而，在现有

PK 的折射结果不令人满意的情况下，考虑重复 PK 会比 EK 会更好。如前所述，如果 DM 没有显示任何正常情况，DM 可能会保留在失败的移植物中。这可以防止在剥离操作过程中移植物 - 宿主接点处可能发生的削弱。在具有既往治疗性 PK 的眼中，DM 可能是模糊的并且需要去除以获得最佳结果。如果计划剥离 DM，应在移植物 - 宿主交界处或甚至在覆盖瞳孔的小区域内进行，以避免破坏切口。移植物可能会过大，过小或尺寸相同。尺寸过大提供了更大的内皮细胞储备的优势，而大小不足则避免了 EK 移植物与移植物 - 宿主接合处的不规则性相互作用，从而可能干扰移植物附着过程。在 PK 失败后，对 60 例 DSEK 患者进行对比分析发现了很多问题，其中最明显的就是无论是新血管形成还是先前移植失败的次数都增加了移植失败的风险。唯一与移植失败风险增加有关的术前特征，就是前期过滤手术、小梁切除术或管分流术。

8.3.6　虹膜角膜内皮（ICE）综合征

此类患者的眼内由于外周粘连较为普遍，前房可能会非常浅。此外，他们可能已经接受过青光眼滤过手术 / 引流手术以控制眼压。为了加深前房可能需要广泛的虹膜粘连分离术。术后需要对患者进行多次随访并积极控制眼压，以保证移植物的存活。

8.3.7　小儿内皮角膜移植术

与成人相比，对儿童的眼进行 DSEK

更具挑战性。在儿童的眼中进行 EK 的主要原因是移植失败、先天性遗传性内皮功能障碍和人工晶状体角膜水肿。手术中的困难包括在儿童的小前房中插入和展开供体组织，并避免对晶状体的损伤，以及术后定位和麻醉问题。儿童的眼内玻璃体压力更强，会使手术操作困难。与麻醉师讨论在移植物插入期间需要降低血压麻醉以及在手术期间使用前房保持器有助于维持前房的形态。

8.4　手术结果

8.4.1　视力

与 PK 相比，进行 EK 的患者视觉恢复非常快，术后几年之内，平均视觉结果都有持续且深层次的改善。在不同的研究中，患者进行 DSEK 后呈现的平均 Snellen 矫正远视力（CDVA）范围为 20/30～20/60，随访时间可变。有以下几个因素可能干扰完全视力恢复：移植物皱褶，厚度不规则，中心、界面混浊，以及宿主角膜残留的前部异常。

DMEK 消除了任何厚度变化和基质界面，从而导致从角膜后表面的高阶像差更少并且更好更快地恢复。大多数患者在 DMEK 的几个月内达到 20/25 或更好的视力。像 DMEK 一样，DMAEK 也能提供优异的视力恢复，20/25 或更高视力的高比率。DSEK 移植物厚度与视力之间的关系一直存在争议。虽然有人认为更薄的移植物与更好地视力相关，但其他人未能将二者更好地联系起来。更薄，良好居中和

平移移植物可能会导致较少的高阶光学像差，并有助于获得优异的视觉效果。Busin 等用超薄 DSAEK 报道了出色的视觉效果。

8.4.2　折射结果

DSEK 并没有显著改变前角膜形状，但是通过改变角膜后表面曲率可能导致 0.75～1.5D 的平均超屈曲位移。考虑到 DSEK 供体微透镜的非平面结构，在角膜后表面引入了一个负透镜。另外，通过植入额外的基质增加角膜的厚度令后表面弯曲半径减小。在规划三重程序以实现目标折射时，应考虑远视偏移。尽管 DMEK 不增加角膜厚度或引入负透镜效应，但也导致 0.25～0.50D 的平均远视移位，这归因于内膜功能恢复后角膜水肿的解决。

8.4.3　内皮细胞丢失

在 DSEK 后 6 个月报道的内皮细胞损失为 18%～35%，其后 1 年时为 31%～36%，2 年时为 31%～41%，3 年时为 44%，5 年时为 54%。与角膜捐献者研究中用于相似适应证的 PK 程序所经历的 5 年细胞损失相比，DSEK 在 5 年时的细胞损失似乎更低。因此，尽管与 PK 相比，DSEK 中的初始内皮细胞损失较高，但由于尚未完全阐明的原因，随后 DSEK 的细胞丢失率似乎较低。

目前关于 DMEK 后长期内皮细胞丢失的报道很少，因为这种技术相对较新。在 Tourtas 等报道中，DMEK 和 DSAEK 后 6 个月的平均内皮细胞损失是差不多的。在 DMEK 和 DSAEK 之间的另一项比较研

究中，1 年内内皮细胞损失没有差异。

8.4.4　移植存活率

在不同的研究中，报道的 DSEK 的移植物存活率在 1 年内为 55%～100%。这种广泛的范围反映了样本量差异、内皮角膜成形术适应证、相关共病情况以及外科医生初始学习曲线导致的医源性移植失败率的差异。Price 等报道 Fuchs 内皮营养不良症的 5 年存活率为 93%，假性晶状体和无晶状体眼角膜水肿的患者为 5 年生存率 76%。既往的青光眼手术是早期移植失败的最重要危险因素。考虑到这一风险因素，5 年 DSEK 存活率与同一中心的 5 年 PK 存活率相当。有关 DMEK 后 1 年生存率的报道令人鼓舞，并期待更长期的随访。

8.5　并发症

8.5.1　术后早期升高的眼压

由于空气引起的瞳孔阻滞会导致眼压升高，瞳孔扩张或部分前房减压可能会缓解眼压。空气可能会通过软/异常虹膜色调迁移至眼后房，导致角膜关闭并导致眼压升高。这可以通过从前段去除空气并使虹膜落回原位来进行调控。

8.5.2　移植支架（图 8-5，第一行）

据报道，DSEK 后的移植脱离率在 0～82% 变化。虽然移植物粘连的确切机制尚不清楚，但它可能是机械、生化和生理三个因素相互作用的结果。在前房内完

成空气填塞有助于移植物最初机械对位至基质，然后是内皮泵的生理效应。如果在所需的时间间隔内难以达到空气充盈或维持坚实的眼，如玻璃体切割术、无晶状体、青光眼过滤手术或反复挤压或眼部擦伤，则移植脱离更常见。降低移植物脱离风险的策略包括：外周宿主基质床的刮取，中期外周通气切口，良好的伤口完整性，延长的空气填塞和仰卧位，特别是在高风险情况下。可以通过重新注入空气来管理移植物分离（称为重新混合）。然而，若使用这些方法，移植物可能具有更高的内皮细胞损伤风险。有报道称自发性复位，但此说法不可预测，可能存在偏颇。与 DSEK 一样，移植脱离也是 DMEK 的主要并发症。DMEK 的移植脱离风险高于 DSEK。与 DSEK 不同的是，残余的 DM 不会影响移植物的黏附，剥离残留的 DM 可能会干扰 DMEK 移植物的黏附。此外，与 DSEK 相比，需要克服 DM 卷轴的弹性力，以使得 DMEK 移植物的黏附牢固，其中供体后基质组织有助于抵抗该力。在 Guerra 等的早期报道中，在接受 DMEK 的前瞻性眼球手术中，重复渗透率为 62%。在这项研究中，移植插入是用需要黏弹性塞的注射器完成的。随着移植技术的改进避免了黏弹性的使用，重新渗透率下降到 15%。

8.5.3　原发性移植物失败

原发性移植失败是所有角膜移植术后的潜在并发症。PK 后的原发性移植失败发生率为 0.3%～2%。DSEK 术后原发性移植失败的发生率为 0～29%，有报道医

源性内淋巴损伤可能是一个重要因素。包括最初病例的早期研究中 DMEK 后的原发性移植失败率为 8%～9%。经过一些手术步骤的修改和改进，DSEK 和 DMEK 都变得更可预测，结果一致。

8.5.4 免疫排斥（图 8-5，第三行）

DSEK 后的排斥反应率在 0～46% 范围内广泛变化，平均比率约为 10%。与 PK 相比，EK 的排斥率较低，因为使用皮质类固醇可以不用担心伤口的愈合问题。此外，较少的供体组织植入 EK 与 PK，而减少抗原负荷可能是另一有利因素。Anshu 等的一项研究，有报道称 DMEK 眼的免疫排斥反应发生率比 DSEK 眼低 15 倍，比 PK 眼低 20 倍。

8.5.5 青光眼

一些报道称 DSEK 后青光眼发生率为 0～54%。以前有过青光眼或卵丘动脉高压的病史被发现是 DSEK 后发生眼压升高的重要危险因素。

8.5.6 上皮衰退（图 8-5，第二行，第四行）

环锯术过程中发生偏移可导致供体上皮与 DSEK 供体微透镜结合，这可能导致上皮向下生长。而且，如果不采用合适的技术，受体上皮细胞可能在供体插入过程中引入或通过表面通气切口引入。上皮内生长可能与移植失败有关。

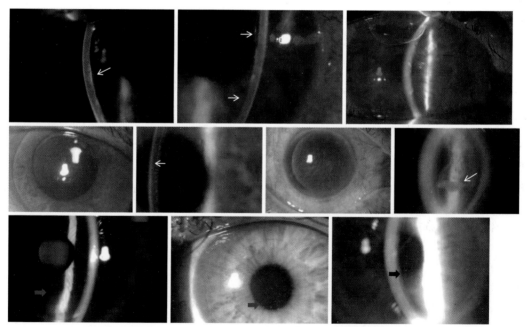

图 8-5　术后并发症。第一行（L-R）：第一和第二面板：DMEK 部分分离；第三组：完全脱离（前房显示 DM 滚动）。第二行（L-R）：在 DSEK 移植物中折叠；界面雾霾与 DSEK；DSEK 晚期移植失败；在源自 DSEK 移植物边缘的界面处的上皮下降。第三行（L-R）：DSEK，DMAEK 和 DMEK 中的拒绝事件；每个都显示新鲜的角质沉淀，没有明显的角膜水肿

8.5.7 接口异常

手工剥离或不规则的微晶粒切割可能会导致供体移植界面或厚度不规则。无法使供体和受体曲率相匹配，并且明显的不匹配可能导致 EK 移植物中产生皱褶和皱纹，这可能在视觉上有很大影响（图 8-5，第二行，第一）。界面异常的另一个原因是剥离 DM 后黏弹性物质没有完全去除（图 8-5，第二行，第二）。如果没有去除黏弹性物质，这种雾状或网状外观界面可能需要几个月才能清除。清除它就可以立刻解决界面阴霾的现象。

8.5.8 感染

DSEK 技术在供体组织和受体基质之间形成一个界面，在手术介入过程中，感染因子可能被引入并被困住。在 DSEK 之后的界面深处已经有细菌和真菌感染的报道。细菌感染通常在手术的几天内发生。相反，真菌污染可能会在几周到几个月内出现，是一个更隐蔽的过程。如果内皮细胞和受体角膜均显示浸润，则需要 PK 来确保完全根除感染。如果感染仅限于内皮移植物，可尝试置换 EK 移植物。

8.5.9 未来前景

目前关于内皮疾病的研究涉及培养内皮细胞，刺激内皮干细胞增殖的药理学试剂以及抑制内皮细胞的凋亡。这些调查结果都很值得期待。同时可能出现许多新的医学模式，用于调控一些内皮疾病。

结论

DMEK 是一种应对内皮功能障碍的十分理想的选择性移植手术，可提供完美的解剖替代病变内皮。然而，在与更复杂的前体细胞病变相关的内皮疾病方面，DSEK 仍然是首选手术方案。治疗内皮疾病的药理学模式是一项令人振奋的突破，但在这一点上，它们是否有潜力完全替代内皮角膜移植术或作为内皮功能障碍管理的辅助治疗方式尚不得而知。

参考文献

［1］ Anshu A, Price MO, Price FW. Descemet's stripping endothelial keratoplasty under failed penetrating keratoplasty: visual rehabilitation, complications and graft survival rate. Ophthalmology. 2011;118:2155–60.

［2］ Anshu A, Price MO, Price Jr FW. Risk of corneal transplant rejection significantly reduced with Descemet's membrane endothelial keratoplasty. Ophthalmology. 2012a;119(3):536–40.

［3］ Anshu A, Price MO, Tan DT, Price Jr FW. Endothelial keratoplasty: a revolution in evolution. Surv Ophthalmol. 2012b; 57(3): 236–52.

［4］ Basak SK. Descemet stripping endothelial keratoplasty in endothelial dysfunctions: three months results in 75 eyes. Indian J Ophthalmol. 2008;56:291–6.

［5］ Burkhart ZN, Feng MT, Price MO, Price FW. Handheld slit beam techniques to facilitate DMEK and DALK. Cornea. 2013;32(5):722–4.

［6］ Busin M, Bhatt PR, Scorcia V. A modified technique for descemet membrane stripping automated endothelial keratoplasty to minimize endothelial cell loss. Arch Ophthalmol. 2008;126:1133–7.

［7］ Busin M, Madi S, Santorum P, Scorcia V, Beltz J. Ultrathin Descemet's stripping automated endothelial keratoplasty with the microkeratome doublepass technique: two-year outcomes. Ophthalmology. 2013;120(6):1186–94.

［8］ Chaurasia S, Ramappa M, Murthy SI, Garg P, Sangwan VS. Endothelial keratoplasty without stripping the Descemet's membrane. Br J Ophthalmol. 2011a;95(10):1473–4.

［9］ Chaurasia S, Vaddavalli PK, Ramappa M, Garg P, Sangwan VS. Clinical profile of graft detachment and outcomes of rebubbling after Descemet stripping endothelial keratoplasty. Br J Ophthalmol. 2011b;95(11):1509–12.

［10］ Chaurasia S, Ramappa M, Garg P, Murthy SI, Senthil S, Sangwan VS. Endothelial keratoplasty in the management of irido-corneal endothelial syndrome. Eye (Lond). 2013;27(4):564–6.

［11］ Chaurasia S, Murthy S, Ramappa M, Mohamed A, Garg P. Outcomes of Descemet's stripping endothelial keratoplasty in eyes with failed therapeutic penetrating keratoplasty. Acta Ophthalmol. 2014a;92:167–70.

［12］ Chaurasia S, Price FW, Gunderson L, Price MO. Descemet membrane endothelial keratoplasty: clinical results of single versus triple procedures (combined with cataract surgery). Ophthalmology. 2014b;121:454–8.

［13］ Chen ES, Terry MA, Shamie N, et al. Descemet stripping automated endothelial keratoplasty: six month results in a prospective study of 100 eyes. Cornea. 2008;27:514–20.

［14］ Chen ES, Phillips PM, Terry MA, Shamie N, Friend DJ. Endothelial cell damage in descemet stripping automated endothelial keratoplasty with the underfold technique: 6- and 12-month results. Cornea. 2010;29(9):1022–4.

［15］ Cheng YY, Hendrikse F, Pels E, Wijdh RJ, van Cleynenbreugel H, Eggink CA, van Rij G, Rijneveld WJ, Nuijts RM. Preliminary results of femtosecond laser-assisted descemet stripping endothelial keratoplasty. Arch Ophthalmol. 2008;126(10):1351–6.

［16］ Covert DJ, Koenig SB. Descemet stripping and automated endothelial keratoplasty (DSAEK) in eyes with failed penetrating keratoplasty. Cornea. 2007a;26:692–6.

［17］ Covert DJ, Koenig SB. New triple procedure: Descemet's stripping and automated endothelial keratoplasty combined with phacoemulsifi cation and intraocular lens implantation. Ophthalmology. 2007b; 114:1272–7.

［18］ Feng MT, Burkhart ZN, Price Jr FW, Price MO. Effect of donor preparation- to-use times on descemet membrane endothelial keratoplasty outcomes. Cornea. 2013a;32:1080–2.

［19］ Feng MT, Price MO, Price Jr FW. Update on Descemet membrane endothelial keratoplasty (DMEK). Int Ophthalmol Clin. 2013b;53(2):31–45.

［20］ Giebel AW, Price FW. Descemet's membrane endothelial keratoplasty: the bare minimum. In: Price Jr FW, Price MO, editors. DSEK: what you need to know about endothelial keratoplasty. Thorofare: Slack Incorporated; 2009. p. 119–46.

［21］ Gorovoy MS. Descemet-stripping automated endothelial keratoplasty. Cornea. 2006; 25:886–9.

［22］ Guerra FP, Anshu A, Price MO, et al. Descemet's membrane endothelial keratoplasty: prospective study of 1-year visual outcomes, graft survival, and endothelial cell loss. Ophthalmology. 2011a;118:2368–73.

［23］ Guerra FP, Anshu A, Price MO, et al. Endothelial keratoplasty: fellow eyes comparison of Descemet stripping automated endothelial keratoplasty and Descemet membrane endothelial keratoplasty. Cornea. 2011b;30:1382–6.

［24］ Moshirfar M. Corneal profi le analysis after Descemet stripping endothelial keratoplasty and its relationship to postoperative hyperopic shift. J Cataract Refract Surg. 2008;34(2):211–4.

[25] Khor WB, Mehta JS, Tan DT. Descemet stripping automated endothelial keratoplasty with a graft insertion device: surgical technique and early clinical results. Am J Ophthalmol. 2011;151(2):223–32.

[26] Kitzmann AS, Wagoner MD, Syed NA, Goins KM. Donor- related Candida keratitis after Descemet's stripping automated endothelial keratoplasty. Cornea. 2009;28(7):825–8.

[27] Kobayashi A, Yokogawa H, Sugiyama K. Non-Descemet stripping automated endothelial keratoplasty for endothelial dysfunction secondary to argon laser iridotomy. Am J Ophthalmol. 2008;146(4):543–9.

[28] Koizumi N, Okumura N, Ueno M, Nakagawa H, Hamuro J, Kinoshita S. Rho-associated kinase inhibitor eye drop treatment as a possible medical treatment for fuchs corneal dystrophy. Cornea. 2013;32(8):1167–70.

[29] Kuo AN, Harvey TM, Afshari NA. Novel delivery method to reduce endothelial injury in descemet stripping automated endothelial keratoplasty. Am J Ophthalmol. 2008;145(1):91–6.

[30] Laaser K, Bachmann BO, Horn FK, Cursiefen C, Kruse FE. Descemet membrane endothelial keratoplasty combined with phacoemulsification and intraocular lens implantation: advanced triple procedure. Am J Ophthalmol. 2012;154(1):47–55.

[31] Lee WB, Jacobs DS, Musch DC, Kaufman SC, Reinhart WJ, Shtein RM. Descemet's stripping endothelial keratoplasty: safety and outcomes: a report by the American Academy of Ophthalmology. Ophthalmology. 2009;116(9):1818–30.

[32] Li JY, Terry MA, Goshe J, et al. Graft rejection after Descemet's stripping automated endothelial keratoplasty: graft survival and endothelial cell loss. Ophthalmology. 2012a;119:90–4.

[33] Li JY, Terry MA, Goshe J, et al. Three-year visual acuity outcomes after Descemet's stripping automated endothelial keratoplasty. Ophthalmology. 2012b;119:1126–9.

[34] Liarakos VS, Dapena I, Ham L, van Dijk K, Melles GR. Intraocular graft unfolding techniques in descemet membrane endothelial keratoplasty. JAMA Ophthalmol. 2013;131(1):29–35.

[35] Lie JT, Birbal R, Ham L, van der Wees J, Melles GR. Donor tissue preparation for Descemet membrane endothelial keratoplasty. J Cataract Refract Surg. 2008;34(9):1578–83.

[36] Macsai MS, Kara-Jose AC. Suture technique for Descemet stripping and endothelial keratoplasty. Cornea. 2007;26:1123–6.

[37] McCauley MB, Price FW, Price MO. Descemet membrane automated endothelial keratoplasty: hybrid technique combining DSAEK stability with DMEK visual results. J Cataract Refract Surg. 2009;35:1659–64.

[38] Mehta JS, Por YM, Beuerman RW, Tan DT. Glide insertion technique for donor cornea lenticule during Descemet's stripping automated endothelial keratoplasty. J Cataract Refract Surg. 2007;33:1846–50.

[39] Mehta JS, Shilbayeh R, Por YM, Cajucom-Uy H, Beuerman RW, Tan DT. Femtosecond laser creation of donor cornea buttons for Descemet-stripping endothelial keratoplasty. J Cataract Refract Surg. 2008;34(11):1970–5.

[40] Melles GR, Eggink FA, Lander F, et al. A surgical technique for posterior lamellar keratoplasty. Cornea. 1998;17:618–26.

[41] Melles GR, Lander F, Nieuwendaal C. Sutureless, posterior lamellar keratoplasty: a case report of a modified technique. Cornea. 2002a;21:325–7.

[42] Melles GR, Lander F, Rietveld FJ. Transplantation of Descemet's membrane

carrying viable endothelium through a small scleral incision. Cornea. 2002b;21:415–8.
[43] Melles GR, Wijdh RH, Nieuwendaal CP. A technique to excise the descemet membrane from a recipient cornea (descemetorhexis). Cornea. 2004;23:286–8.
[44] Melles GR, Ong TS, Ververs B, van der Wees J. Descemet membrane endothelial keratoplasty (DMEK). Cornea. 2006;25:987–90.
[45] Nottage JM, Nirankari VS. Endothelial keratoplasty without Descemet's stripping in eyes with previous penetrating corneal transplants. Br J Ophthalmol. 2012;96(1):24–7.
[46] Okumura N, Koizumi N, Ueno M, Sakamoto Y, Takahashi H, Hirata K, Torii R, Hamuro J, Kinoshita S. Enhancement of corneal endothelium wound healing by Rho-associated kinase (ROCK) inhibitor eye drops. Br J Ophthalmol. 2011;95(7):1006–9.
[47] Ólafsdóttir E. Making the transition from PK to DSEK: experiences during the learning curve. Acta Ophthalmol. 2011;89(3):290–2.
[48] Phillips PM, Phillips LJ, Much JW, Maloney C. Descemet stripping endothelial keratoplasty: six-month results of the first 100 consecutive surgeries performed solo by a surgeon using 1 technique with 100% follow-up. Cornea. 2012;31(12):1361–4.
[49] Price Jr FW, Price MO. Descemet's stripping with endothelial keratoplasty in 50 eyes: a refractive neutral corneal transplant. J Refract Surg. 2005;21:339–45.
[50] Price MO, Price Jr FW. Descemet's stripping with endothelial keratoplasty: comparative outcomes with microkeratome-dissected and manually dissected donor Tissue. Ophthalmology. 2006a;113:1936–42.
[51] Price Jr FW, Price MO. Descemet's stripping with endothelial keratoplasty in 200 eyes: early challenges and techniques to enhance donor adherence. J Cataract Refract Surg. 2006b;32:411–8.
[52] Price FW, Price MO. Endothelial keratoplasty to restore clarity to a failed penetrating graft. Cornea. 2006c;25:895–9.
[53] Price MO, Price Jr FW. Descemet's stripping endothelial keratoplasty for treatment of iridocorneal endothelial syndrome. Cornea. 2007;26:493–7.
[54] Price MO, Price Jr FW. Endothelial cell loss after descemet stripping with endothelial keratoplasty influencing factors and 2-year trend. Ophthalmology. 2008;115(5):857–65.
[55] Price MO, Price Jr FW, Trespalacios R. Endothelial keratoplasty technique for aniridic aphakic eyes. J Cataract Refract Surg. 2007;33:376–9.
[56] Price MO, Giebel AW, Fairchild KM, Price Jr FW. Descemet's membrane endothelial keratoplasty: prospective multicenter study of visual and refractive outcomes and endothelial survival. Ophthalmology. 2009;116(12):2361–8.
[57] Price MO, Price DA, Fairchild KM, Price Jr FW. Rate and risk factors for cataract formation and extraction after Descemet stripping endothelial keratoplasty. Br J Ophthalmol. 2010;94(11):1468–71.
[58] Price MO, Fairchild KM, Price DA, Price Jr FW. Descemet's stripping endothelial keratoplasty fi ve-year graft survival and endothelial cell loss. Ophthalmology. 2011;118(4):725–9.
[59] Price MO, Gorovoy M, Price Jr FW, Benetz BA, Menegay HJ, Lass JH. Descemet's stripping automated endothelial keratoplasty: three-year graft and endothelial cell survival compared with penetrating keratoplasty. Ophthalmology. 2013;120(2):246–51.
[60] Ramappa M, Ashar J, Vaddavalli PK, Chaurasia S, Murthy SI. Endothelial keratoplasty in children: surgical challenges and early outcomes. Br J Ophthalmol. 2012;96(8):1149–51.

［61］Rudolph M, Laaser K, Bachmann BO, Cursiefen C, Epstein D, Kruse FE. Corneal higher-order aberrations after Descemet's membrane endothelial keratoplasty. Ophthalmology. 2012;119(3):528–35.

［62］Seery LS, Nau CB, McLaren JW, Baratz KH, Patel SV. Graft thickness, graft folds, and aberrations after descemet stripping endothelial keratoplasty for fuchs dystrophy. Am J Ophthalmol. 2011;152(6):910–6.

［63］Sharma N, Agarwal PC, Kumar CS, Mannan R, Titiyal JS. Microbial keratitis after Descemet stripping automated endothelial keratoplasty. Eye Contact Lens. 2011;37(5):320–2.

［64］Shinton AJ, Tsatsos M, Konstantopoulos A, Goverdhan S, Elsahn AF, Anderson DF, Hossain P. Impact of graft thickness on visual acuity after Descemet's stripping endothelial keratoplasty. Br J Ophthalmol. 2012;96(2):246–9.

［65］Studeny P, Farkas A, Vokrojova M, Liskova P, Jirsova K. Descemet membrane endothelial keratoplasty with a stromal rim (DMEK-S). Br J Ophthalmol. 2010;94(7):909–14.

［66］Talajic JC, Straiko MD, Terry MA. Descemet's stripping automated endothelial keratoplasty: then and now. Int Ophthalmol Clin. 2013;53(2):1–20.

［67］Taravella MJ, Shah V, Davidson R. Ultrathin DSAEK. Int Ophthalmol Clin. 2013;53(2):21–30.

［68］Terry MA, Ousley PJ. Deep lamellar endothelial keratoplasty in the first United States patients: early clinical results. Cornea. 2001;20:239–43.

［69］Terry MA, Shamie N, Chen ES, Hoar KL, Friend DJ. Endothelial keratoplasty a simplified technique to minimize graft dislocation, iatrogenic graft failure, and pupillary block. Ophthalmology. 2008a;115(7):1179–86.

［70］Terry MA, Shamie N, Chen ES, Hoar KL, Phillips PM, Friend DJ. Endothelial keratoplasty: the influence of preoperative donor endothelial cell densities on dislocation, primary graft failure, and 1-year cell counts. Cornea. 2008b;27(10):1131–7.

［71］Tillett CW. Posterior lamellar keratoplasty. Am J Ophthalmol. 1956;41:530–3.

［72］Tourtas T, Laaser K, Bachmann BO, Cursiefen C, Kruse FE. Descemet membrane endothelial keratoplasty versus descemet stripping automated endothelial keratoplasty. Am J Ophthalmol. 2012;153(6):1082–90.

［73］Tsui JY, Goins KM, Sutphin JE, Wagoner MD. Phakic descemet stripping automated endothelial keratoplasty: prevalence and prognostic impact of postoperative cataracts. Cornea. 2011;30(3):291–5.

［74］Vajaranant TS, Price MO, Price FW, Gao W, Wilensky JT, Edward DP. Visual acuity and intraocular pressure after Descemet's stripping endothelial keratoplasty in eyes with and without preexisting glaucoma. Ophthalmology. 2009;116(9):1644–50.

［75］Venzano D, Pagani P, Randazzo N, et al. Descemet membrane air-bubble separation in donor corneas. J Cataract Refract Surg. 2010;36:2022–7.

［76］Wilhelmus KR, Stulting RD, Sugar J, et al. Primary corneal graft failure. A national reporting system. Medical Advisory Board of the Eyebank Association of America. Arch Ophthalmol. 1995;113:1497–502.

［77］Yoeruek E, Bayyoud T, Hofmann J, et al. Comparison of pneumatic dissection and forceps dissection in Descemet membrane endothelial keratoplasty: histological and ultrastructural findings. Cornea. 2012;31:920–5.

第九章

波士顿人工角膜

9.1 介绍

穿透性角膜移植一直是角膜失明治疗的首选。在某些临床情况下，眼部环境不容易长期性移植成功。波士顿 I 型角膜是一种人工角膜，在这些挑战的情况下对角膜移植的方法产生了巨大的影响，主要是因为它消除了因移植排斥或失败而引起的复发性盲目威胁。

9.2 适应证

为了进行角膜植入术，患者在穿透性角膜移植术后应具有明显高的移植失败风险。波士顿 I 型人工角膜的最常见适应证包括先前的移植排斥反应（通常为反复排斥反应）、严重的眼表疾病（化学损伤，角膜缘干细胞缺失）和明显的角膜血管形成，而不太常见但新出现的适应证包括大疱性角膜病变、角膜病、单纯疱疹性角膜炎、严重的机械性或热性眼损伤、角膜营养不良、无虹膜畸形、虹膜角膜内膜综合征和先天性角膜不透明（图 9-1）。在角膜移植术的设计和手术后管理的方法中不断

发展，已经扩展了这个过程的相关性和可行性，将其作为选定患者的主要手术。

根据世界卫生组织的标准，患者应该是单眼或双眼失明。虽然越来越多的外科医生支持角膜植入手术的合法性，尽管对侧眼视觉完好，但由于术后视功能改善，双眼可能恢复以及术后患者外观的改善。以前研究认为，候选人应该在所有四个象限中都具有投影的最低光感知视野；然而，这一观点也被外科医生驳斥，在术前视力达到 20/50 的患者中取得优异的视力结果。患者应没有视网膜或视神经功能障碍的明显证据，也没有已知的密集的弱视病史。为了优化结果，患者必须具备完整的眼睑解剖结构和良好的眨眼功能，并且没有严重的干燥性角膜结膜炎的证据。

自身免疫性疾病［如 Stevens-Johnson 综合征（SJS）或眼瘢痕性类天疱疮（ocular cicatricial pemphigoid，OCP）］曾被认为是相对禁忌证，因为它们倾向于角膜融解。最近，术后管理的发展已经将角膜植入术的范围扩大到包括这些疾病的复杂患者人群。

在手术之前，患者必须知晓需要不定期的预防性局部用药，并且须承诺经常进行随访。这一手术应由全层角膜移植术经验丰富的外科医生来完成，可直接进入眼库，并有多方向眼科团队（青光眼、视网膜和眼球整形术）合作。

9.3　设计

波士顿Ⅰ型人工角膜患者可以从马萨诸塞州眼耳科医院（Massachusetts Eye and Ear InÞrmary，波士顿）购买。无螺纹的波士顿Ⅰ型人工角膜修复体由中央透明前板和杆（由医用级聚甲基丙烯酸甲酯或PMMA）制成，环钻并丢弃的同种异体移植按钮，大背板和钛金属制成，锁定环（图9-2）。前板的直径为5mm或6mm，并附有一个较小的连接后干，可分割成三个部分。容纳角膜移植物的茎的第一段高度为0.62mm，直径为3.35mm。容纳背板的第二部分高度为0.84mm，直径为3mm。最里面的节段前面有一个单槽。锁环最终会紧紧地咬入这个犁沟中，其高度为

0.33mm，直径为2.74mm。

背板在PMMA或钛中都有。背板的直径有两种尺寸可供选择：7mm或8.5mm。较小的背板有8个孔，每个孔直径为1.3mm，较大的背板有16个孔，每个孔直径为1.17mm。这些孔允许水溶液向角膜移植物递送营养和水合物以减少角膜融解的可能性。背板厚度中心为0.8mm，周边为0.6mm。这两种背板都有一个中心3mm的孔。钛锁定环的外径为3.6mm，内径为2.8mm，厚度均匀为0.23mm。

9.4　外科手术

已经描述了波士顿Ⅰ型角化病的组装和植入的适当技术。应仔细检查主角膜，并使用测径器来确定大小，这将包围病变角膜，而不会侵犯前房角。通常情况下，供体角膜环绕的直径为8～9mm，平均尺寸为0.25～0.5mm。小心地用3mm的手持式皮肤冲压器对准内皮侧面移植物，并在恒定的向下压力下仔细扭转，以留出中心孔。3mm角膜按钮可以放在一旁，随

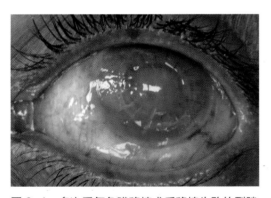

图9-1　多次重复角膜移植术后移植失败的裂隙灯照片，这对于另一种标准穿透性角膜移植术来说风险较高

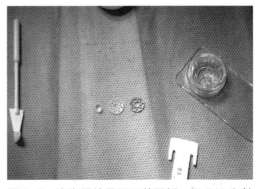

图9-2　这张照片显示了前面板，PMMA和钛8.5mm背板选项，以及波士顿Ⅰ型人工角膜瓣的锁定环

后丢弃。将供体圆环形角膜放置在前板的杆的上方，该板的前侧向下放在排气台上，并且轻轻地向下推入到位。黏弹性可应用于供体角膜的内皮表面。适当的背板选择主要取决于所创建的主机矩形的大小。例如，由于难以将 8.5mm 的背板与 8mm 的供体角膜牢固地插入 7.5mm 或 7.75mm 的主环面，所以较小尺寸的环形将需要 7mm 的背板。然后将选定的背板定位在前板的杆上并置于供体角膜的内皮侧的顶部。不需要旋转。最后，钛锁定环是波士顿 I 型人工角膜的最后部分。锁定环在向下压力的作用下插入到位，并且使用与该组相匹配的中空销钉时，应将其放置在环形开口内的前板中心杆中。检查第二组组成部分以确保所有部件的安全（图 9-3）。

准备受体床的方法与标准穿透性角膜移植术的方法不同。患者的眼应该以通常无菌的方式进行体内手术。受体环钻术应该比选定的供体角膜纽扣直径小 0.25 ～ 0.5mm。如果患者有晶状体，则必须进行晶状体切除术，保留后囊。然而，如果玻璃体存在，那么还应执行前部核心玻璃体切割术。或者，如果患者已经使用后房型人工晶状体进行人工晶状体植入，则晶状体植入物可保持在原位。术前必须确定晶状体的状态，因为波士顿 I 型人工角膜必须以合适的屈光力进行排序。如果患者在移植时会（或将会）无晶状体，则需要通过眼轴长度来计算波士顿 I 型人工角膜的屈光力。将多个（12 ～ 16 个）中断的 9-0 或 10-0 尼龙缝线穿过装置的角膜移植按钮部分，以将波士顿 I 型人工角膜覆盖层固定到接收床中，和执行传统穿透性角膜移植术一样遮盖所有结。应该检查嫁接主体连接处是否防水。手术完成后，在眼上放置一个直径 16mm、基准曲线 9.8mm 的平面软接触透镜（Kontur Kontact Lens Co.，Hercules，CA）（图 9-4）。

9.5　术中并发症

术中并发症虽然很少，但仍有发生的可能。主要包括玻璃体丢失、波士顿 I 型人工角膜组件的损害、前房积血、脉络膜上出血和薄主角膜穿孔。必须增强对这些

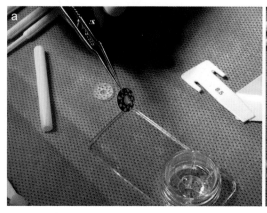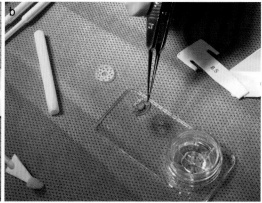

图 9-3　照片显示了波士顿 I 型人工角膜的第一组成部分的前（a）和后（b）视图，固定在供体角膜

并发症的认识，并对这些情况进行预先的准备，以防这些并发症发生。

9.6　术后管理

术后的抗生素方案建议包括局部强化万古霉素（通常浓度为 15 mg / cc 或 25 mg / cc）和第四代多洛唑胺的组合，每日 4 次，一次一滴。

根据国际波士顿角膜移植术指南，一种替代疗法可接受的疗程包括每日 4 次 1% 氯霉素滴剂和 0.3% 环丙沙星（或 0.3% 氧氟沙星，0.5% 左氧氟沙星，或 0.5% 莫西

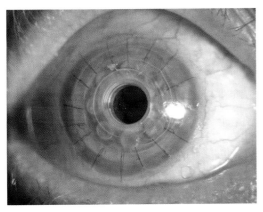

图 9-4　照片显示了植入后的角膜基质及 Kontur 软接触透镜片

沙星，如果可用的话）每日 4 次。术后第 1 个月，局部使用抗生素的剂量可能会降至每日两次，因为人工角膜的患者必须预防性使用抗生素滴剂。还建议每月 1 次在后续访问中灌注一滴 5% 聚维酮碘。

围手术期或术后系统性硬皮病或术后眼周类固醇被用作预防性措施，用于眼内炎症和逆行假体膜的发育（图 9-5a、b）。

手术后，局部应用 1% 泼尼松龙，每 2 小时一次，持续 1 周。手术后第 1 个月每日 4 次，在接下来的 1 个月内逐渐减量。患者应保持泼尼松龙维持剂量，达到每日 1 次。

术后患者必须始终佩戴 Kontur 软性隐形眼镜。这种隐形眼镜的主要目的是防止眼表干燥，导致眼部不适。这种隐形眼镜的其他功能包括增加患者的舒适度，对眼表的一般保护、美观和减少眩光（彩色隐形眼镜）以及矫正任何残余屈光不正。这种隐形眼镜应该每 3 个月更换一次，并对旧镜片进行微生物培养。

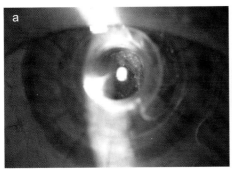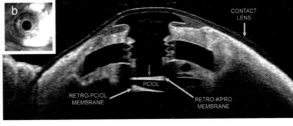

图 9-5　a. 照片展示了视觉显著的人造逆转膜（RPM）；b. 另一只眼的前段 OCT 显示了 RPM 的另一种观点

9.7 视敏度结果

大多数波士顿Ⅰ型人工角膜受体患者的术前视力较差。通常难以评估视觉潜力，由于严重的角膜混浊，无法充分进行后期检查。

波士顿Ⅰ型人工角膜人工血管研究所分析了接受手术治疗波士顿Ⅰ型人工角膜的136只眼的数据，在移植前只有3.6%的患者的最佳矫正视力（BCVA）≥20/200，没有 BCVA>20/100的眼。平均随访8.5个月后，57%的眼 BCVA≥20/200，19%达到 BCVA≥20/40。另一个由 Aldave 等的报道中，在36个月的随访期内，100%的眼达到并维持≥20/100的视力。更令人鼓舞的是，在对侧眼术前视力≥20/50的患者中，47%的患者术后视力≥20/50。

人造角膜提供快速视觉恢复的能力很大程度上是由于其由合成的刚性中心光学区组成的设计。患者穿透性角膜移植术后最重要的障碍之一是术前完成 BCVA 的残余折射误差（平均等值球镜屈光度 -2.50～-4.00），以及术后1～2年的平均时间间隔。在一项评估波士顿Ⅰ型人工角膜修补术后短期视力结果的研究中，该研究共包含126只眼，截至术后3个月至3年的最后一次随访，平均球形折射误差屈光度为 -0.57，平均散光度为 0.10，总共104只眼。手术后1个月，超过1/2的总眼达到 BCVA，术后1周内1/4的眼达到 BCVA。不幸的是，人们必须谨慎地分析这些结果。在一项40只眼人工角膜植入术后的研究中，59%的患者在术后第1年和第2年达到并保持 BCVA≥20/200，随后在保留此 BCVA 的患者中，3～4年后下降比分别为50%和29%。随着手术时间的增加，观察到的视力丧失主要是由终末期青光眼视神经病变导致。

据报道，达到 BCVA≥20/200最佳预后的患者包括既往有非瘢痕性先前移植失败史和化学灼伤史的患者，而最差视力预后患者为 Stevens-Johnson 综合征患者或其他愈合眼部免疫病症。其他从未从基线视力改善中获益的患者往往会出现其他并发症，如晚期青光眼、黄斑变性或其他视网膜病变。

9.8 术后并发症

任何时候，植入角膜假体后的患者都可能出现轻至重度的术后并发症。最常见的可以观察到的非手术的后期并发症是椎管内膜（retroprosthetic membrane，RPM）（27%～77%的眼），可以用钇铝石榴石（YAG）激光膜切开术或手术膜切除术。在角膜假体植入时，术中伴随的手术已证明可显著增加患者出现 RPM 的风险。

另一个常见的术后问题是眼压升高（IOP），发生在40%～50%的患者中。多达2/3～3/4的患者在假体手术前已经被诊断为青光眼。超过90%术后眼压升高的患者没有青光眼手术史，其中约1/2患者会出现青光眼或青光眼进展。在植入角膜假体术后不会出现眼压升高的患者中，几乎有1/2具有青光眼手术史。如果 IOP 是次要的，则通过局部和口服药物治疗 IOP，然后通过管分流手术治疗。或者，大多数有青光眼病史的患者将在角膜假体手术时进行管分流植入或内环光凝术。当患者向下看时，通过闭合的眼睑进行数字触诊是角膜置换术患者眼压评估的唯一可行的方法。因此，尽管术后病程不复杂，但未控制的高 IOP 可能由于长时间不被检测到，而导致严重的视力丧失。在视力允许的情况下，对于能够参与正式视觉评估的患者，应进行定期测试以及频繁的视盘评估。

角膜移植术后另一种并发症是眼内炎。一项研究表明，在 2001—2011 年，角膜移植手术后眼内炎的总体患病率为 5.4%。其他研究报道眼内炎发生率为 11% ～ 12.5%。在一个大型队列研究中，未接受外用万古霉素治疗的患者队列中的眼内炎发生率为每年 4.13%，而每名患者为 0.35%，万古霉素维持治疗患者的发病率显著降低。在角膜假体患者中超过 80% 的眼内炎病例，以及在普遍使用预防性万古霉素之前，100% 的患者是由于革兰阳性球菌。尤其要注意预防性使用万古霉素的患者（例如革兰阴性菌和真菌病原体）罕见的感染性眼内炎的出现。

手术后的其他并发症可能包括玻璃体积血、视网膜脱离、无菌性玻璃体炎、脉络膜出血或积液、慢性非解剖性低眼压、黄斑囊样水肿、角膜溶解、持续性上皮缺损、伤口渗漏、感染性角膜炎和波士顿 I 型角膜假体挤压术可能导致的创伤性伤口裂开。尽管存在上述所有可能的并发症，但在多个大系列中已经报道了角膜假体的整体保留率为 84% ～ 95%。

9.9　人工角膜的未来

在那些可能对视力恢复有不良预测的患者中，波士顿 I 型角膜修复术作为一种可能的选择正在被广泛接受。波士顿 I 型人工角膜被一些外科医生作为患者角膜失明的一线治疗，这些患者过去在接受穿透性角膜移植术后的预后很差。

有很多因素会影响医疗干预的整体成本效益。在一项对 82 例患者角膜植入术后 2 年内的数据进行回顾性分析研究中，人工角膜植入术的成本效用分析（CUA）的成本效益被确定为每个质量调整寿命年（QALY）为 16 140 美元。尽管人工角膜、手术过程和住院的初始成本以及常见的未来并发症和额外手术的成本需要，这种治疗方式仍被认为是一种非常具有成本效益的选择，在没有任何治疗的情况下，对严重的角膜疾病患者进行 20.3% 的改善。

在海外，经济基础设施不能支持容易供应的供体角膜适合移植。人工角膜可能为治疗角膜失明提供了一种新的选择，尽管必要的医疗护理和药物所需资金的不足仍然阻碍了在发展中国家广泛使用人工角膜。在非工业化国家使用人工角膜的其他问题包括极端的天气、角膜感染的高度可能性、不利的地理因素导致术后随访困难、不清洁的水供应和文化护理障碍。

波士顿人工角膜植入术在儿科患者中取得了较大的成功。由于术后的炎症反应以及明显的不规则散光，小儿患者穿透性角膜塑形术有着高排异率（40% ～ 50%），获得率和维持清晰的移植物的比例很低。

只有大约 30% 的儿科患者在角膜移植后达到 ≥ 20/ 200 的视力结果。这些不可避免的并发症增加了对小儿眼病患者折射性和剥夺性弱视的关注。人工角膜移植与小儿传统角膜移植相比具有许多优势，主要是由于移植排斥可能性的消除以及最小诱发的手术散光。这两种优势都为明确和稳定的视轴提供了一个迅速的途径，为视力减退患者提供了更直接的视觉康复。

结论

有许多新的和创新的护理方法，希望在复杂患者群体中优化长期角膜植入术后疗程。全身性免疫调节剂可能成为改善角膜植入术患者自身免疫性疾病结果的关键。用药物洗脱隐形眼镜进行研究工作可能有助于防止由于患者对维持治疗方案缺乏依从性而导致的术后感染。在角膜植入术患者中获得精确眼压评估的挑战是对新型内镜检查设备进行积极研究的动力。为了进一步了解常见并且棘手的术后并发症的原因，继续收集人工角膜移植患者的数据，希望有朝一日能够针对这些不良障碍采取预防性措施并促进视觉长期可持续性的改善。

参考文献

［1］ Akpek EK, Harissi-Dagher M, Petrarca R, et al. Outcomes of Boston keratoprosthesis in aniridia: a retrospective multicenter study. Am J Ophthalmol. 2007;144:227–31.

［2］ Aldave AJ, Kamal KM, Vo RC, Yu F. The Boston type I keratoprosthesis: Improving outcomes and expanding indications. Ophthalmology. 2009;116(4):640–51.

［3］ Ament JD, Pineda R, Lawson B, Belau I, Dohlman CH. The Boston Keratoprosthesis International Protocol Version 2. 2009. http://www.masseyeandear. org/gedownload!/KPro%20International%20 Protocol2.pdf?item_id=5816015 .

［4］ Ament JD, Stryjewski TP, Ciolino JB, Todani A, Chodosh J, Dohlman CH. Cost-effectiveness of the Boston keratoprosthesis. Am J Ophthalmol. 2010a;149(2):221–8.

［5］ Ament JD, Todani A, Pineda R, et al. Global corneal blindness and the Boston Keratoprosthesis Type I (Editorial). Am J Ophthalmol. 2010b;149(4):537–9.

［6］ Chan CC, Holland EJ. Infectious endophthalmitis after Boston type 1 keratoprosthesis. Cornea. 2012;31(4):346–9.

［7］ Chew HF, Ayres BD, Hammersmith KM, et al. Boston keratoprosthesis outcomes and complications. Cornea. 2009;28(9):989–96.

［8］ Ciolino JB, Tr H, Iwata NG, et al. A drug-eluting contact lens. Invest Ophthalmol Vis Sci. 2009;50:3346–52.

［9］ Colby KA, Koo EB. Expanding indications for the Boston keratoprosthesis. Curr Opin Ophthalmol. 2011;22:267–73.

［10］ Dohlman CH, Abad JC, Dudenhoefer EJ, Graney JM. Keratoprosthesis: beyond corneal graft failure. In: Spaeth GL, editor. Ophthalmic surgery: principles and practice. 3rd ed. Philadelphia: W.B. Saunders; 2002. p. 199–207.

［11］ Dokey A, Ramulu PY, Utine CA, et al. Chronic hypotony associated with the Boston type 1 keratoprosthesis. Am J Ophthalmol. 2012;154(2):266–71.

［12］ Dunlap K, Chak G, Aquavella JV, et al. Short-term visual outcomes of Boston type I keratoprosthesis implantation. Ophthalmology.

2010;117(4):687–92.

[13] Durand ML, Dohlman CH. Successful prevention of bacterial endophthalmitis in eyes with the Boston keratoprosthesis. Cornea. 2009;28:896–901.

[14] Greiner MA, Li JY, Mannis MJ. Longer-term vision outcomes and complications with the Boston type I keratoprosthesis at the University of California, Davis. Ophthalmology. 2011;118(8):1543–50.

[15] Harissi-Dagher M, Dohlman CH. The Boston keratoprosthesis: a new threadless design. Digit J Ophthalmol. 2007;13(3). http://www.djo.harvard.edu/site.php?url=/ physicians/oa/1055.

[16] Harissi-Dagher M, Khan BF, Schaumberg DA, Dohlman CH. Importance of nutrition to corneal grafts when used as a carrier of the Boston keratoprosthesis. Cornea. 2007;26:564–8.

[17] Harissi-Dagher M, Beyer J, Dohlman CH. The role of soft contact lenses as an adjunct to the Boston keratoprosthesis. Int Ophthalmol Clin. 2008;48:43–51.

[18] Kamyar R, Weizer JS, Heiter de Paula F, et al. Glaucoma associated with Boston type 1 keratoprosthesis. Cornea. 2012;31(2):134–9.

[19] Nallasamy S, Colby K. Keratoprosthesis: procedure of choice for corneal opacities in children. Semin Ophthalmol. 2010;25(5–6):244–8.

[20] Nouri M, Terada H, Alfonso EC, et al. Endophthalmitis after keratoprosthesis: incidence, bacterial causes, and risk factors. Arch Ophthalmol. 2001;119(4):484–9.

[21] Pineles SL, Ela-Dalman N, Rosenbaum AL, et al. Binocular visual function in patients with Boston type I keratoprostheses. Cornea. 2010;29:1397–400.

[22] Robert MC, Moussally K, Harissi-Dagher M. Review of endophthalmitis following Boston keratoprothesis type 1. Br J Ophthalmol. 2012;96(6):776–80.

[23] Sayegh RR, Ang LP, Foster CS, Dohlman CH. The Boston keratoprosthesis in Stevens-Johnson syndrome. Am J Ophthalmol. 2008;145:438–44.

[24] Silbiger JS, Cohen EJ, Laibson PR. The rate of visual recovery after penetrating keratoplasty for keratoconus. CLAO J. 1996;22(4):266–9.

[25] Traish AS, Chodosh J. Expanding application of the Boston type I keratoprosthesis due to advances in design and improved post-operative therapeutic strategies. Semin Ophthalmol. 2010;25(5–6):239–43.

[26] Yaghouti F, Nouri M, Abad JC, et al. Keratoprosthesis: preoperative prognostic categories. Cornea. 2001;20:19–23.

[27] Zerbe BL, Belin MW, Ciolino JB. Results from the multicenter Boston Type I Keratoprosthesis Study. Ophthalmology. 2006;113(10):1779–84.

第十章

激光辅助角膜移植术和角膜移植术术后管理

10.1 引言

将飞秒激光应用到角膜手术中，开创了角膜成形术的新时代。最早于 20 世纪 90 年代在准分子激光原地角膜消除术（LASIK）中应用于角膜瓣的创建。飞秒激光器是一种红外激光器，它利用数百飞秒范围内的超短脉冲，SI 时间单位等于 $10^{-15}s$。换句话说，飞秒是一秒钟到 3170 万年！飞秒激光脉冲通过光对组织进行切割，这个过程是气泡伴随微空洞的产生（图 10-1）。连续的脉冲对准角膜的精确深度，间接热损伤邻近组织大概是 1μm 范围。激光可以多种模式发射，通过从深到浅的转换，并随着激光的转换而改变直径，可以在供体和宿主角膜中创建广泛范围的复杂切口。

10.2 飞秒激光在眼科学的应用

20 世纪 90 年代初，Ronald Kurtz，Tibor Juhasz 博士及其同事合作设计并构建了眼科飞秒激光系统的原型，后来成为 IntraLase 系 统［Abbott Medical Optics（AMO），Santa Ana，CA］。2005 年，美国食品和药物管理局批准使用飞秒激光（AMO，Santa Ana，California）进行激光全角膜和部分厚度的角膜切口，随后迅速对加州大学欧文分校和其他地方的患者治疗。目前，第六代 IntraLase iFS 系统正在使用，并且允许以较低的脉冲能量显著加快激光切割时间。其他几种 FS 激光平台也已经过改良，可用于激光角膜移植术，包括 Visμmax，FEMTO LDV 和 FEMTEC。作者的经验主要是 IntraLase 平台，因此，这个平台将作为本文的基础。然而，基本方面在这些可用平台之间是相似的。

10.3 飞秒激光角膜移植术

飞秒激光可在供体和宿主组织上实现精确、可重复和定制的环钻模式。"顶帽"按钮配置是使用 FS 激光器的第一个定制环钻模式（图 10-2a）。我们之前已经证明了"顶帽"的形状可以增加伤口的稳定性，增加抗渗漏的能力，而且可能比传统的 trephination PKP 伤口更少散光。从那时起，各种其他复杂的激光环形切割图案层出不

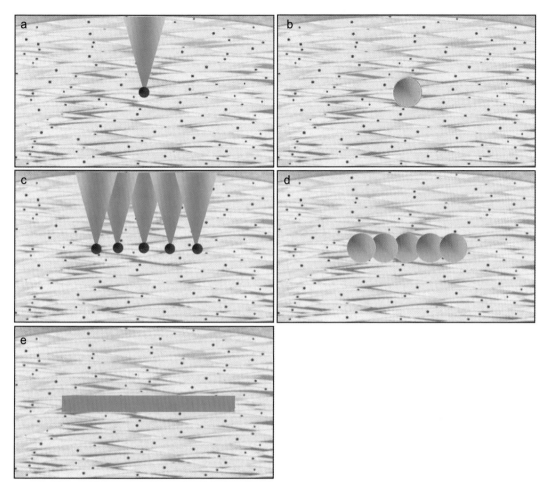

图 10-1　a. 飞秒激光聚焦到角膜基质内的目标区域。产生微等离子体,蒸发约 1μm 的角膜组织。b. 每个脉冲周围形成气泡和水泡。c ~ e. 重复应用允许气泡沿单个平面聚结,形成"切割"

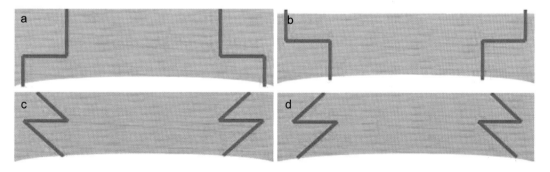

图 10-2　a. "顶帽形"切口;b. "蘑菇"切口;c. "之字形"切口;d. "圣诞树"切口

穷，包括"蘑菇""之字形"和"圣诞树"图案（图 10-2a ～ d）。"顶帽形"切口取代了更大的内皮细胞，可能有益于内皮疾病（如 Fuchs 营养不良），并创造内部凸缘以帮助密封伤口。涉及前角膜和间质角膜的疾病中，例如圆锥角膜或基质病理，通过提供更大的前基质置换，"蘑菇"切口可能更有利。然而，"之字形"的切割模式，在几乎所有的病案中都能很好地使用，其具有一个成角的前侧切口，以促进供体受体界面的对齐，潜在地减少组织失调，减少光学畸变发生的可能。此外，"之字形"结构具有最简单的缝合学习曲线。必须采取精确的护理，将缝合线穿过"顶帽形"切口的后翼以防止术后组织分离（图 10-3），在"锯齿形"切口模式，在"锯齿形"切口图案中，针需要在易于观察的板层组织顶点处通过，然后插入相应的宿主板层空间，以实现优异的伤口并置（图 10-4）。切口部位的密封性得到改善，相对传统的角膜移植术，外科医生可使用更小的缝合张力，减少了紧密或多重缝合线。这些切口表面积的增加导致了伤口的抗拉强度的提高，允许在需要时更早地取出缝线。最后，飞秒激光角膜移植术（FLEK）已经被证明有快速的视觉恢复和较少的散光发生，可与传统的刀片环钻术相媲美或效果往往较之更好。

10.4　患者选择和评估

飞秒激光角膜移植术（FLEK）术后成功与否在很大程度上取决于对患者的正确选择。首先，有手术禁忌证的患者应该被排除在外：如严重的眼表不规则、较高眼压青光眼并伴滤过性疱疹或做过青光眼分流术，小眼眶，非常狭窄的眼睑裂，新近的角膜穿孔。如果决定对有穿透性角膜移植术或眼球创伤的患者进行 FLEK，则应该极其谨慎，因为角膜 / 球体破裂的风险很高。有趣的是，Rush 等的一个小型回顾性案例显示：在使用 IntraLase 平台进行角膜移植或存在眼球创伤的患者中，没有显示任何旧的角膜伤口破裂及眼压显著升高的现象。

10.5　组织准备和手术步骤

"之字形"切口方式有几种，每一种都有特定的直径（8.0 mm，"之字形"A）、8.5 mm（"之字形" B）、9.0 mm（"之字形" C），我们的习惯做法是将供体组织预先从眼底

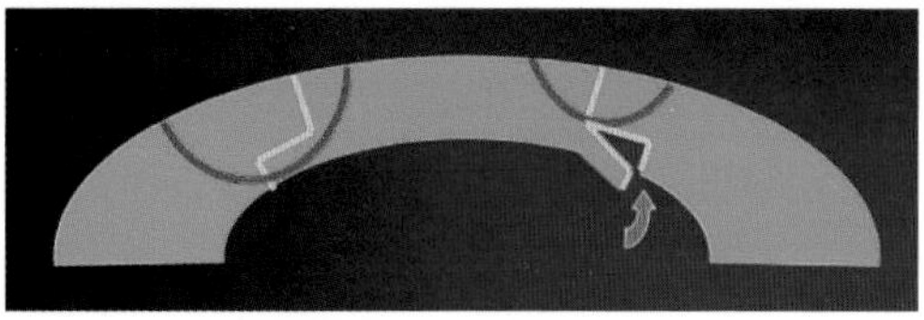

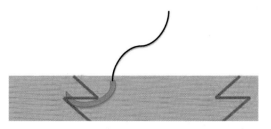

图 10-3　"顶帽形"切口中缝合线的错误放置可导致后部伤口裂开

图 10-4　在"之字形"切口的顶点正确放置针头

取出。眼库使用外科医生指定的激光参数来配合计划的手术（即"Z字形"C供体进入"之字形"C受体）。或者，可以使用具有相同激光的人造前房来完成供体组织的激光切割，在那里，宿主组织被切断。对于大多数患者，我们实施相同大小的供体和宿主环钻术，然而，如果术前的角膜测量读数不可靠，外科医生可以考虑将移植物缩小尺寸（即"Z字形"B供体进入"之字形"C）。患者切割可以在局部麻醉或球后麻醉下进行。吸引环在患者眼上的中心位置对于实现移植片的中心位置至关重要，复杂的切割模式和对齐标记可以增加吸引环停留在眼上的时间，从而有利于患者术后的球后阻滞，使患者舒适。然而，随着更新更快的飞秒激光器的出现，这一点已经不那么重要了。如眼震、痴呆、过度焦虑、儿童等可能使患者激光切割复杂化的情况，应给予全身麻醉，以确保手术的安全性和成功率。然而，这需要麻醉的协调护理，以提供便携式监测和麻醉。此外，在操作套件中或靠近操作套件的地方安装飞秒激光可以让你在这些特殊的情况下灵活自如。

"Z字形"切口可引起3个不同的切口，可以在术后裂隙灯活组织显微镜和前段OCT成像中容易地观察到（图10-5a、b）。飞秒激光还允许在受体和供体上放置径向对准标记，这有助于精确确定缝合位置并改善组织分布。我们的习惯做法是留下70μm的未切割组织后层以保持闭合的眼，并在激光切割和帽移除之间形成前房。通过前段光学相干断层扫描，眼前节成像

或超声获得的术前角膜厚度测绘是确定后切口深度界限所必需的。研究表明，侧切桥比板式桥更强；然而，两种类型的组织桥都比全厚度切割更强。为了更容易检测和潜在的移植物-宿主对齐问题，后侧切割桥优于前侧切桥。

在飞秒激光切口完成后，抗生素滴入眼，眼被蒙蔽以保护眼。如果激光位于另一个外科病房，患者就需要被运送到手术室。可以直接解剖患者角膜（即用一个Sinskey钩）来显示板层和侧面切割的激光切口。这些切口通常是干净利落的分开的，虽然可能需要使用手术刀片或剪刀进行有限的锐利解剖。然后，用刀片进入前房，用角膜剪切割后角膜桥接组织，应注意创建宿主组织的后唇以帮助气密密封。使用外科医生选择的缝合模式将供体角膜缝合到位。应仔细对准供体和受体组织中的缝合深度，以最大限度地减少错位和组织变形（图10-4）。

10.6　飞秒角膜移植术的文献综述

10.6.1　飞秒激光角膜移植术

与常规PK相比，FLEK已被证明具有相同或更好的眼最佳矫正视力及术后散光问题。Farid等在对13个进行过飞秒激光手术并产生"之字形"切口形态的患者进行的追踪随访研究发现，在9个月的时间内，术后第1个月开始，平均散光均小于3.0度。一项更大规模的随访研究表明，

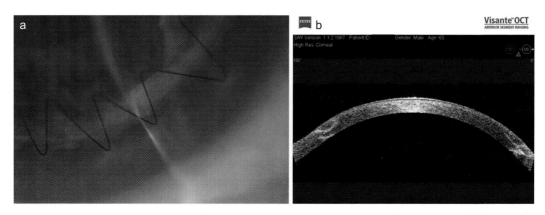

图 10-5　a."之字形"切口缝隙灯照片；b."之字形"切口前段 OCT 图像

飞秒激光产生的"之字形"切口可使术后最佳矫正视力恢复得更快，与传统环钻术相比可减少散光的产生，"之字形"切口组和传统手术方式组术后 3 个月最佳矫正视力≥ 20/ 40 患者比例分别是 81%、45%。此外，Chamberlain 等将 50 名行"之字形"切口 FLEK 手术的患者与 50 名进行常规手术的患者进行比较，结果显示：FLEK 组在术后前 6 个月合常规手术组在术后散光恢复上存在显著统计学差异，但在术后最佳矫正视力上则差异不明显。即使术后 5 年内切除所有缝线，少量的散光也是存在的。通过对圆锥角膜患者的研究，Gaster 等发现接受"之字形"切口 FLEK 治疗的患者在术后 3 个月内获得了比传统手术治疗更好的最佳矫正视力、更少的散光和更早的缝合线拆除。

在一项比较"顶帽"构型的 FLEK 术和手工顶帽传统术的非随机研究中，Bahar 等发现，与手工顶帽传统术相比，飞秒"顶帽"具有更高的内皮细胞计数，并有更快的缝合去除时间。此外，飞秒"顶帽"组在随访 12 个月内，与经历手工顶帽传统术患者相比，散光更少，BSCVA 更好。

值得注意的是，张伯伦等发现在 DSAEK 中，后表面 HOAs 明显比 FLEK 或 PKP 更大，尽管全厚度移植的前表面高阶像差的差异没有统计学意义，但在 FLEK 组中则显示了较低的 HOAs 趋势。

过去几十年，传统的穿透性角膜移植术在治疗上确实有明显的效果。尽管如此，FLEK 仍然被证明是更有效的。研究表明，与传统的手术相比，FLEK 术后具有良好的视敏度及明显的散光减少。

10.6.2　飞秒激光角膜移植术

就像 FS 激光彻底改变了穿透性角膜移植一样，FS 激光正在被用于板层角膜移植，包括深层前板层角膜移植术、前板层角膜移植和后弹力膜剥离自动化角膜内皮移植术。随着激光平台的改进，基质切割的复杂性和可靠性不断提高。有趣的是，当供体组织用于后弹力膜剥离自动化角膜内皮移植术，手工环钻术可能优于单独使用飞秒激光，也可能优于同时使用手工和激光技术。尽管如此，随着飞秒技术用于内皮角膜移植术，在这些类型的移植中，飞秒平台拥有巨大的应用前景。

10.6.3 深层前板层角膜移植术

DALK 是治疗角膜扩张疾病的理想方法，角膜内皮是正常，如圆锥角膜。Farid 和 Price 分别描述了"之字形"DALK。"之字形"FS 激光切割术与大泡术相结合，帮助后弹力膜从角膜基质的其他部位剥离，并进行深度前板层移植。后切开始于内皮前 50 ~ 100μm 的深度，并确定了针插入和大泡解剖的起始点。如果后弹力膜在解剖过程中破裂，可以在保留飞秒激光切口的同时进行全层角膜移植。Buzzonetti 等描述了飞秒激光器的替代应用。在这项技术中，使用 FS 激光可以产生通向内皮上方 50μm 的后基质的通道。钝的套管可以通过通道，减少后弹力膜穿孔的风险，以便在合适的角膜平面上进行大气泡的解剖。FS 激光进行 DALK 术虽然是一种新颖的技术，但已开始被证明是一种治疗间质病变的有效方法，可提供良好的视觉灵敏度和术后散光效果。

10.6.4 前板层角膜移植术

ALK 可用于角膜的前部病变，例如角膜瘢痕。Yoo 等报道用于飞秒激光辅助前板层角膜移植术以创建光滑板层剥离的无缝线技术显示术后平均增加 3.8 行 CDVA。Shousha 等在 1 年随访期间，与术前值相比，无 FS 辅助的 ALK 术后散光或球面等效性无显著差异。在这些研究中，ALK 的深度是通过前节 OCT 确定的，根据供体组织

质量和水肿程度增加 10% ~ 20% 的厚度。飞秒激光在 ALK 中的应用取决于激光精确聚焦并在较深基质中产生平滑的能力。前间质层切割的激光参数肯定不同于深层间质切割所需的激光参数。随着激光辅助 ALK 技术的改进，更多的研究将有助于确定允许的参数。

10.6.5 内皮角膜移植术

内皮角膜移植术允许选择性地替换不健康的内皮组织，同时保留健康的基质层，从而降低排斥率并迅速改善某些疾病的视觉功能（如 Fuch 营养不良）。当使用飞秒激光制备内皮移植组织时，FS 激光用于内皮角膜移植术的问题更多，主要是移植物脱位的高速率和内皮细胞的损失。Cheng 等将 80 只患有内皮疾病的眼随机分为 FS 激光内皮角膜移植术组和常规手术组。飞秒激光角膜移植术组术后散光明显减少且 BSCVA 也明显降低。然而，目前飞秒激光只被使用在供体组织上，受体内皮仍需要人工切除。

目前，应用 FS 技术进行内皮角膜移植术可能会出现一些潜在问题。首先，使用飞秒激光的角膜移植术通常从深层到表层切割。这使得激光能量的聚焦不受由此产生的空泡的干扰。内皮移植需要在一个平面上进行深度切割；空泡几乎没有空间逃脱并干扰激光精度。此外，手动剥离受体内皮不能提供反映供体移植物的"激光切割"匹配程度。这种不匹配可能导致受体和移植物接触面之间的良好对接，并导致移植物更容易滑动。未来的方案可能提

供更好的供体采集和受体组织准备，这有助于提高飞秒内皮角膜移植术的成功率。

10.6.6 小儿角膜移植术

小儿角膜移植已被证明是继其他因素之后的一个较大的困难，如更强大的宿主免疫反应和在缝合去除方面的合作困难。此外，散光或角膜水肿可能导致弱视这一情况阻碍了传统角膜移植技术的广泛应用。FLEK 在治疗各种小儿角膜病变方面的应用正在不断扩展，对治疗患有角膜疾病的视障儿童存在很大的应用潜力。Agarwal 及其小组报道了第一个应用此种手术的若干个病例。2009 年，Agarwal 描述了一例成功应用飞秒辅助前板层角膜移植术（FS-ALK）治疗非典型 Avellino 角膜营养不良的 6 岁患儿。2010 年，Buzzonetti 报道了一例接受 FS-ALK 治疗圆锥角膜的 14 岁患儿。在 2011 年加州大学欧文分校的加文赫伯特眼科学研究所，一名 4 岁儿童因曲霉感染角膜导致中央间质性角膜瘢痕造成仅限于计数手指的视敏度，经历了平稳的 FS 辅助 DALK 术。迄今为止，在任何病例中均未发现术中或术后并发症。FS 辅助 DALK 术在儿童的应用比全层传统手术具有更多的潜在优势。由于在手术过程中眼睛不需要穿透，因此大大降低了术中正压、玻璃体积聚和脉络膜上腔出血的风险。消除内皮（而非基质）排斥反应的风险可以使局部类固醇使用更早减量。此外，这种形状的环钻图案可以使伤口更完整、更平整、更少的散光诱导以及更早地恢复视力，所有这些对于预防

术后弱视都是至关重要的。

10.6.7 角膜移植术后管理

一般来说，角膜移植术后的过程在常规手术和飞秒激光角膜移植术中都是相似的。但是，有一些差异，愈合过程在飞秒激光角膜移植术与传统的角膜移植术不同。鉴于多方面的界面，愈合通常更快，更有活力。这种快速愈合允许在使用快速缝合线对缝合进行早期调整。另外，如图 10-5 所示，FLEK 术后组织对准非常好，转化为更平滑的前曲率，允许较低水平的规则散光。较强伤口和较低水平散光的组合允许在术后早期去除缝合线。

10.7 飞秒切口矫正角膜移植术后散光

飞秒激光在角膜移植术中的最新应用是用角质内或穿透性松弛切口治疗角膜移植术后或先前存在以及后白内障术后出现的散光。飞秒平台为基质内切口提供了极好的重复性和准确性，并且与手动操作相当。飞秒激光的一个优点是可以在不穿透上皮，Bowman / Descemet 膜或内皮的情况下进行切口，可以快速恢复，且并发症发生率低。2013 年，Wetterstrand 等一系列文章显示：通过基质内松弛切口可以极好地矫正传统术后发生的散光现象。其他研究也发现传统术后散光明显减少，尽管切口侵犯了上皮或 Bowman 层。Rückl 等比较了采用飞秒激光或 Hanna 角膜刀进行弓形角膜切除术。虽然在减少散光或提高

视敏度方面没有统计学意义，但用飞秒激光可以降低并发症的发生率，提高准确性。未来的研究肯定会改进飞秒散光切口列线图，并确实提高其疗效和安全性。

结论

在 20 世纪，角膜移植术已经发展为最成功的移植技术。角膜外科医生不断创新，令人印象深刻地推进他们的研究领域。飞秒激光在角膜手术中的出现和应用势必会延续这一传统。随着激光平台的不断适应和改进，飞秒激光角膜移植术必将在角膜移植中发挥重要作用。尽管如此，角膜外科医生通过运用许多工具、不断创新和卓越的驱动力，为角膜移植的成功奠定了基石。

参考文献

［1］Agarwal A, Brubaker JW, Mamalis N, Kumar DA, Jacob S, Chinnamuthu S, Nair V, Prakash G, Meduri A, Agarwal A. Femtosecond-assisted lamellar keratoplasty in atypical Avellino corneal dystrophy of Indian origin. 6 year old child. Eye Contact Lens. 2009;35:272.

［2］Bahar I, Kaiserman I, Lange AP, et al. Femtosecond laser versus manual dissection for top-hat penetrating keratoplasty. Br J Ophthalmol. 2009;93(1):73–8.

［3］Birnbaum F, Wiggermann A, Maier PC, Böhringer D, Reinhard T. Clinical results of 123 femtosecond laser- assisted penetrating keratoplasties. Graefes Arch Clin Exp Ophthalmol. 2013;251(1):95–103.

［4］Buratto L, Böhm E. The use of the femtosecond laser in penetrating keratoplasty.

Am J Ophthalmol. 2007;143(5):737–42.

［5］Buzzonetti L, Petrocelli G, Laborante A, Mazzilli E, Gaspari M, Valente P. Arcuate keratotomy for high postoperative keratoplasty astigmatism performed with the intralase femtosecond laser. J Refract Surg. 2009;25(8):709–14.

［6］Buzzonetti L, Laborante A, Petrocelli G. Standardized big-bubble technique in deep anterior lamellar keratoplasty assisted by the femtosecond laser. J Cataract Refract Surg. 2010a;36:1631–6.

［7］Buzzonetti L, Petrocelli G, Laorante A. Anterior lamellar keratoplasty assisted by intralase femtosecond laser in a pediatric patient. J Pediatr Ophthalmol Strabismus. 2010b;47:31–4.

［8］Buzzonetti L, Petrocelli G, Valente P. Femtosecond laser and big-bubble deep anterior lamellar keratoplasty: a new chance. J Ophthalmol. 2012;2012:264590. doi: 10.1155/2012/264590 .

［9］Chamberlain WD, Rush SW, Mathers WD, et al. Comparison of femtosecond laser-assisted keratoplasty versus conventional penetrating keratoplasty. Ophthalmology. 2011;118:486–91.

［10］Chamberlain W, Omid N, Lin A, Farid M, Gaster RN, Steinert RF. Comparison of corneal surface higherorder aberrations after endothelial keratoplasty, femtosecond laser-assisted keratoplasty, and conventional penetrating keratoplasty. Cornea. 2012;31:6.

［11］Cheng YY, Hendrikse F, Pels E, et al. Preliminary results of femtosecond laser-assisted descemet stripping endothelial keratoplasty. Arch Ophthalmol. 2008a;126:1351–6.

［12］Cheng YY, Tahzib NG, van Rij G, van Cleynenbreugel H, Pels E, Hendrikse F, Nuijts R. Femtosecond laserassisted inverted mushroom keratoplasty. Cornea.

2008b;27(6):679–85.

[13] Cheng YY, Schouten JS, Tahzib NG, et al. Effi cacy and safety of femtosecond laser-assisted corneal endothelial keratoplasty: a randomized multicenter clinical trial. Transplantation. 2009;88(11):1294–302.

[14] Farid M, Kim M, Steinert RF. Results of penetrating keratoplasty performed with a femtosecond laser zigzag incision: initial report. Ophthalmology. 2007;114(12):2208–12.

[15] Farid M, Steinert RF, Gaster RN, et al. Comparison of penetrating keratoplasty performed with a femtosecond laser "zig-zag" incision versus conventional blade trephination. Ophthalmology. 2009;116:1638–43.

[16] Farid M, Steinert RF. Deep anterior lamellar keratoplasty performed with the femtosecond laser zigzag incision for the treatment of stromal corneal pathology and ectatic disease. J Cataract Refract Surg. 2009;35:809–13.

[17] Gaster RN, Dumitrascu O, Rabinowitz YS. Penetrating keratoplasty using femtosecond laser-enabled keratoplasty with "zig-zag" incisions versus a mechanical trephine in patients with keratoconus. Br J Ophthalmol. 2012;96(9):1195–9.

[18] Harissi-Dagher M, Azar DT. Femtosecond laser astigmatic keratotomy for postkeratoplasty astigmatism. Can J Ophthalmol. 2008;43(3):367–9.

[19] Heur M, Tang M, Yiu S, Zhang X, Huang D. Investigation of femtosecond laser-enabled keratoplasty wound geometry using optical coherence tomography. Cornea. 2011;30:889–94.

[20] Ignacio TS, Nguyen TB, Chuck RS, Kurtz RM, Sarayba MA. Top-hat wound confi-guration for penetrating keratoplasty using the femtosecond laser: a laboratory model. Cornea. 2006;25:336–40.

[21] Kumar NL, Kaiserman I, Shehadeh-Mashor R, Sansanayudh W, Ritenour R, Rootman DS. IntraLaseenabled astigmatic keratotomy for post-keratoplasty astigmatism: on-axis vector analysis. Ophthalmology. 2010;117(6):1228–35.

[22] Mootha VV, Heck E, Verity SM, Petroll WM, Lakshman N, Muftuoglu O, Bowman RW, McCulley JP, Cavanagh HD. Comparative study of descemet stripping automated endothelial keratoplasty donor preparation by Moria CBm microkeratome, horizon microkeratome, and Intralase FS60. Cornea. 2011;30(3):320–4.

[23] Murta JN, Rosa AM, Quadrado MJ, Russo AD, Brito SS, Silva MF. Combined use of a femtosecond laser and a microkeratome in obtaining thin grafts for Descemet stripping automated endothelial keratoplasty: an eye bank study. Eur J Ophthalmol. 2013;23(4):584–9.

[24] Nubile M, Carpineto P, Lanzini M, Calienno R, Agnifi li L, Ciancaglini M, Mastropasqua L. Femtosecond laser arcuate keratotomy for the correction of high astigmatism after keratoplasty. Ophthalmology. 2009;116(6):1083–92.

[25] Price FW, Price MO. Femtosecond laser shaped penetrating keratoplasty: one-year results utilizing a top-hat configuration. Am J Ophthalmol. 2008;145(2):210–4.

[26] Price Jr FW, Price MO, Jordan CS. Safcty of incomplete incision patterns in femtosecond laser-assisted penetrating keratoplasty. J Cataract Refract Surg. 2008;34:2099–103.

[27] Price FW, Price MO, Grandin JC, et al. Deep anterior lamellar keratoplasty with femtosecond-laser zigzag incisions. J Cataract Refract Surg. 2009;35:804–8.

[28] Rosa AM, Silva MF, Quadrado MJ, Costa E, Marques I, Murta JN. Femtosecond laser and microkeratomeassisted Descemet stripping endothelial keratoplasty: fi rst clinical results.

Br J Ophthalmol. 2013;97(9):1104–7.

[29] Rückl T, Dexl AK, Bachernegg A, Reischl V, Riha W, Ruckhofer J, Binder PS, Grabner G. Femtosecond laserassisted intrastromal arcuate keratotomy to reduce corneal astigmatism. J Cataract Refract Surg. 2013;39(4):528–38.

[30] Rush SW, Fraunfelder FW, Mathers WD, et al. Femtosecond laser-assisted keratoplasty in failed penetrating keratoplasty and globe trauma. Cornea. 2011;30:1358–62.

[31] Shehadeh-Mashor R, Chan C, Yeung SN, Lichtinger A, Amiran M, Rootman DS. Long-term outcomes of femtosecond laser-assisted mushroom configuration deep anterior lamellar keratoplasty. Cornea. 2013;32(4):390–5.

[32] Shousha MA, Yoo SH, Kymionis GD, Ide T, Feuer W, Karp CL, O'Brien TP, Culbertson WW, Alfonso E. Longterm results of femtosecond laser-assisted sutureless anterior lamellar keratoplasty. Ophthalmology. 2011;118:315–23.

[33] Steinert RF, Ignacio TS, Sarayba MA. Top-hat shaped penetrating keratoplasty using the femtosecond laser. Am J Ophthalmol.

2007;143(4):689–91.

[34] Tan JC, Heng WJ. One-year follow-up of femtosecond laserassisted penetrating keratoplasty. Clin Ophthalmol. 10 Laser-Assisted Keratoplasty and Post-keratoplasty Management 132 2013;7:403–9. doi: 10.2147/OPTH.S42575 . Epub 2013 Feb 25.

[35] Vetter JM, Butsch C, Faust M, Schmidtmann I, Hoffmann EM, Sekundo W, Pfeiffer N. Irregularity of the posterior corneal surface after curved interface femtosecond laser-assisted versus microkeratome-assisted descemet stripping automated endothelial keratoplasty. Cornea. 2013;32(2):118–24.

[36] Wetterstrand O, Holopainen JM, Krootila K. Treatment of postoperative keratoplasty astigmatism using femtosecond laser-assisted intrastromal relaxing incisions. J Refract Surg. 2013;29(6):378–82.

[37] Yoo SH, Kymionis GD, Koreishi A, Ide T, Goldman D, Karp CL, O'Brien TP, Culbertson WW, Alfonso EC. Femtosecond laser-assisted sutureless anterior lamellar keratoplasty. Ophthalmology. 2008;115:1303–7.

第十一章

眼库业务：眼库现在能为你做什么

角膜外科医生和他们当地的眼库有共生关系。角膜外科医生没有他们当地的眼库就不能开展手术，而如果没有角膜外科医生，那么眼库就不会存在。它们都有一个相同的目的：为患者提供安全有效的角膜组织，以恢复视力和消除角膜盲。在过去的 20 年里，美国的眼库已经能够满足外科医生及那些允许定期手术的患者的需要。随着角膜移植手术的发展，外科医生已经开始期望当需要移植时便能得到角膜组织。仅移植角膜的特定层需要外科医生在手术室自己准备角膜组织，有角膜组织浪费／取消手术的风险，或者从眼库订购预切割的组织。角膜组织的可得性，特别是根据外科医生的指示准备的角膜组织，产生了一种"角膜组织是商品"的感觉。然而，角膜组织的可得性取决于个人或家庭的支付能力，这一事实将角膜组织归入贵重礼物的类别，而不是从货架上订购的人工晶状体那样的人造物品。事实上，随着角膜手术向部分厚度的角膜移植发展，角膜手术现在开始于眼库，其预先切割或准备的供体角膜用于特定的手术。在后弹力层剥除角膜内皮移植术（DSAEK）或自动角膜刀取材后弹力层撕除角膜内皮移植术（DMAEK）中，眼库技术人员不仅要获得组织，还要将组织切割到预定厚度，甚至在运输之前将组织装载到递送系统中。由于角膜手术和角膜组织在眼库预先准备，外科医生的介入、指导以及与眼库合作关系的建立等这些革命性变化，使实现患者视力的成功恢复比以往任何时候都重要。

25 年前维也纳眼科医生爱德华·齐姆（Eduard Zirm）进行了第一次角膜移植手术，而在 25 年后的 1930 年，美国医生开始开展角膜移植手术。在 1905 年，齐姆博士看到捷克共和国一个小镇的一名工人，1 年前在熟化石灰的过程中致双眼失明。大约在同一时间，一个 11 岁的男孩被带到齐姆的诊所，原因是在一次事故中将金属嵌入了一只眼。当试图挽救男孩的眼失败时，齐姆摘取了这个小男孩的眼球，移植了两个 5mm 的角膜穿孔片到这名散工身上，后者在恢复了他的视力后重新返回工作岗位。

当美国医生开始进行角膜移植时，每个医生都会为他们自己的患者购买眼组织。例如，纽约市眼科医生汤利·帕顿博士（Dr. R. Townley Paton）能够从附近的辛辛监狱获取眼组织。当时，帕顿医生会在犯人被处决后立即从他们身上采集供体组织。帕顿博士认为需要建立一个有组织的、基于社区的眼库来为移植提供安全、优质的角膜，纽约的第一个眼库成立于1944年。随着越来越多的外科医生在该国其他地区接受培训，外科医生趁机发展了眼库，为角膜手术提供眼组织。20世纪50年代，眼科医生和业余无线电操作员建立了第一个角膜回收和分配系统，称为眼网络。为了将角膜组织运送到捐献区域之外的地方，业余无线电操作员设计了一个容器来保存捐献的眼。医生与他人合作进行创新，极大地推动了角膜移植的发展，并持续到今天。

到1961年，一个眼科专家小组和10个眼库共同成立了美国眼库协会（the Eye Bank Association of America，DBAA），以促进医疗标准化、信息交流及采取立法行动。发起成员包括视力恢复眼库（纽约）、爱荷华州狮子会眼库、布法罗眼库（纽约）、特拉华山谷眼基金会（宾夕法尼亚州、新泽西州和特拉华州）、华盛顿22-C区狮子会眼库、哥伦比亚特区、北卡罗来纳州眼库、夏威夷眼库、南方眼库（路易斯安那州）和罗切斯特眼库（纽约）。而到了今天，美国（包括波多黎各）有78家眼库得到美国眼库协会（EBAA）的认可，还有少数未经认可或以盈利为目的的组织，他们

执行眼库一项或多项功能。EBAA对符合EBAA医疗标准（EBAA 2013）的非营利性眼库进行认证，包括管理、员工培训/能力、设施、捐赠者资格、回收、加工处理、评估、质量保证和分配。这种结构和过程的设计是为了保证手术所用的角膜组织既安全又有效，使患者具有恢复视力的最佳机会。EBAA是国家认可的眼库认证机构，并提供一个在眼库和（或）角膜移植方面具有丰富经验的专业团队，依据EBAA医疗标准对眼库进行现场检查，至少3年一次。EBAA认证符合或超过大多数州和国家法规，并鼓励公众对眼库充满信心。

由于从潜在供体死亡到移植，组织的存活时间是有限的，故捐赠的眼组织与捐赠身体的其他部位不同。当使用冷保存方法时，眼库只有几天时间将组织送到外科医生手中。一旦眼库接到死亡通知，他们就有18~24h的时间来筛选潜在的供体、采访供体家属、征得同意、获取血样，并将捐赠的组织置于保存介质中。然后眼库继续检测献血者的HIV Ⅰ/Ⅱ、乙型和丙型肝炎及梅毒（表11-1），评估角膜组织的缺陷，进行内皮细胞计数，并将该组织提供给外科医生。眼库审查病史和死亡原因，以确保供体角膜符合EBAA捐献标准（表11-2），并确定供体组织适合哪种手术（表11-3）。外科医生接受特定患者的组织并明确用于外科手术的组织的任何附加处理参数，例如内皮角膜移植术。如果需要额外的处理，则需要另外的一天或两天来完成这些任务并将组织运送给外科医生。在美国，大部分移植物须在捐赠者死亡后

表 11-1 美国眼库协会（EBAA）医疗标准——眼供体检测要求

HIV-1 抗体、HIV-2 抗体（或联合试验）

乙型肝炎表面抗原（HBsAg）

HCV 抗体

根据 EBAA 的检测要求，上述结果为阴性或无反应的组织是可以接受的

表 11-2 美国眼库协会（EBAA）医疗标准——所有眼捐献者的禁忌证

所有捐献者 a

1. 不明原因死亡，有其他排除标准的可能性

2. 先天性风疹

3. 过去 3 个月内患雷耶综合征

4. 不明原因或进展性脑病的活动性病毒性脑炎（如亚急性硬化性全脑炎、进行性多灶性白质脑病等）

5. 活动性细菌性或病毒性脑膜炎

6. 细菌或真菌性心内膜炎

7. 疑似狂犬病和在过去 6 个月内被动物咬伤并被怀疑感染狂犬病的人

8. 唐氏综合征——不包括穿透性角膜移植术或前板层角膜移植术

9. 内在眼病：视网膜母细胞瘤、眼前节恶性肿瘤或眼中有已知的腺瘤原发灶或转移灶、活动性眼部或眼内炎症 b，或后天性眼病并排除使用后可以得到良好预后的可能 c

10. 白血病

11. 活动播散性淋巴瘤

a. 下列人员的组织可能对受体有潜在的健康威胁，或使手术成功面临风险，故不得作为手术用途

b. 结膜炎、角化病、巩膜炎、虹膜炎、葡萄膜炎、脉络膜炎和视网膜炎

c. 这样的例子包括用于穿透性角膜移植术、圆锥形角膜和球形角膜的供体角膜中央有瘢痕

表 11-3 美国眼库协会（EBAA）医疗标准——具体手术的禁忌证和标准

穿透性角膜移植术（PK）的供体

1. 眼前房前段手术，屈光性角膜手术，如放射状角膜切开术、板层插入术等。激光消融手术（这些角膜可用于结构性嫁接和后板层手术）。前段病变患者的角膜（如白内障、人工晶状体、青光眼滤过手术）可通过镜面显微镜筛选并满足眼库规定的内皮标准。

2. 翼状胬肉或其他结膜或角膜表面的疾病累及角膜纽扣瓣中央光学区域

前板层角膜移植术的供体或构造的移植物

标准同 PK，除了角膜组织患有可影响角膜内皮的局部眼病或先前的眼部手术未损害角膜基质（如有内皮营养不良或虹膜病史的供体是可以接受的）

角膜移植术的供体

标准同 PK，除了角膜组织患有可影响角膜内皮的局部眼病（如有内皮营养不良或虹膜炎史的供体是可以接受的）。组织的保存时间可以被延长。

内皮角膜移植术的供体

标准同 PK，除了不影响后基质和内皮的非感染性前段病变的组织是可以接受的。在移植组织之前，必须事先通知外科医生先前的任何病理结果

巩膜组织捐献者

标准同 PK，除了角膜组织患有可影响眼角膜的局部眼病是可以接受使用的。组织的保存时间可以被延长

4～6d 利用，尽管目前保存在介质中的角膜可以在 14d 内保持稳定。角膜保存时间的研究是一个由国家眼科研究所、EBAA 和角膜学会资助的多中心随机前瞻性试验，用于确定在进行 DSAEK 之前保存 1 周和 2 周的组织的安全性和有效性。对于任何眼库来说，组织的跨国放置导致补偿

减少，这不可避免地没有与组织回收和处理的费用持平。全世界有 1000 万个角膜盲，因此对角膜的需求很大；然而，如果眼库不能节俭地履行其使命，国内和国外的需求将会更大。

Holland（1996）介绍了角膜组织用于角膜缘移植术（KLAL）来治疗严重眼表疾病（OSD）的患者，Holland 与明尼苏达狮子会眼库合作开发了组织回收和预处理技术。1999 年出版了关于这些组织获取和眼库预处理的建议，使这种先进的外科技术被外科医生和患者广泛使用。

100 多年来，全层角膜移植术一直用于恢复视力。全层移植的问题包括散光、远视移位、近视、缝线引起的感染和晚期缝合引起眼内炎造成的视野损失。全厚角膜移植伤口可能较脆弱，甚至在初次手术数年后也容易破裂。对更好的视觉效果和更稳定的角膜伤口的期望促使外科医生研究仅替换角膜的病变内皮。Melles 和 Terry 通过仅使用角膜内部 80 ～ 200μm 的内皮角膜移植术（EK）改善了患者的预后，这通常由外科医生在手术期间制备。受眼睛稳定性和较好预后的驱使，外科医生通过内皮角膜移植术发现，他们可以在 3 个月内使患者改善和恢复更稳定的视力。外科医生最初准备了他们自己的深板层移植物，并发展到用微型角膜刀准备移植物。移植物制备的陡峭学习曲线经常导致角膜穿孔和报废。虽然视觉改善对患者来说是个好消息，但眼库无法满足日益增长的需求，并且面临着增加供体以增加可用组织的更大压力。2005 年，全国各地的外科医

生开始考虑眼库准备其 EK 移植物的可能性，对于非紧急手术是否采用这种技术程序存在争论。然而，由于准备移植物陡峭的学习曲线、患者 / 手术中心浪费组织的成本以及单次手术并不能得到多个角膜，外科医生愿意接受专业技术人员的想法，即采用 450 ～ 550 μm 厚的角膜并利用微型角膜刀准备 80 ～ 200μm 的移植床。同年，北卡罗来纳州眼库进行了一项研究，证明这些移植物的眼库准备不会对内皮造成损害。

尽管存在争议，但眼库制备角膜组织的优势开始大于劣势。在爱荷华大学进行的一项回顾性研究中，组织的眼库准备为外科医生、患者和外科设施节省了大约 25min 的手术室时间，并降低了初次移植失败的比率，提高了视力。该研究的结论是"预切割供体晶状体是安全的、改进的或有效的"。一个主要的优点是外科医生和患者接受了准备移植的移植物，角膜穿孔的风险转移到眼库而不是外科医生。爱荷华狮子会眼库在 2006—2007 年进行了一项关于外科医生对预切角膜组织满意度的调查，记录了 98% 的外科医生对眼库预切组织的满意度。如今，一些从事移植物准备的眼库技术人员已经准备了数千个 EK 移植物，远远超过了任何一名外科医生在同一时间内希望达到的目标。

随着 EK 手术和对眼库准备的角膜移植物需求的持续增长，角膜的短缺程度也在增加，眼库工作人员开始告诉外科医生他们没有角膜组织。因不想回到手术需要等待的那一天，2007 年，美国约 40 % 的

眼库通过 EBAA 的角膜合作组织进行合作，这是一项为期 3 年的努力，旨在改善眼库业务，并有望改善角膜供应。与此同时，一个名为"美国生命捐献（Donate Life America）"的组织正在通过建立州注册中心来努力增加器官捐赠数量，并且人们可以在死前合法地指定捐赠意愿。角膜合作组织和美国生命捐献组织的努力都是成功的。到 2009 年，角膜组织不再短缺，到 2013 年，已登记的捐献者超过 1.04 亿人，美国生命捐献组织将继续努力使捐赠人数达到新高。

随着内皮角膜移植术的发展，外科医生继续寻找方法来更好地改善患者的视力。飞秒激光已经在 LASIK 手术中可靠地应用多年，并且适用于全层移植手术中角膜边缘的重塑。传统上，角膜切口采用圆形金属环钻制造，形成垂直伤口。飞秒激光可以在患者和角膜移植物中形成特殊形状的重叠边缘。

其优点是用较少的缝合线使眼部的移植更紧密。使用的主要形状有 3 种：顶帽（图 11-1）、蘑菇形（图 11-2）和锯齿形（图 11-3）。

这种称为飞秒激光辅助角膜移植术（FLAK）、隔角膜辅助角膜移植术（IEK）或飞秒辅助角膜移植术（FAK）的方法可以改善伤口完整性，并且要求外科医生和眼库在供体和受体组织上使用完全相同的切割参数。这种技术的使用要求外科医生和眼库都能够使用飞秒激光，该飞秒激光已经适用于这种类型的外科手术。通常，用于 LASIK 的飞秒激光器必须被修改以

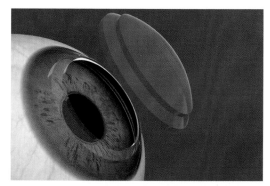

图 11-1　飞秒激光辅助角膜移植术中的顶帽结构（由 Abbot 医用光学仪器公司许可转载）

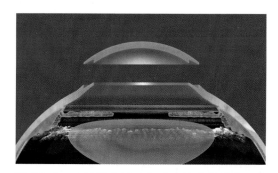

图 11-2　飞秒激光辅助角膜移植术的蘑菇形结构（由 Abbot 医用光学仪器公司许可转载）

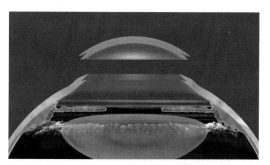

图 11-3　飞秒激光辅助角膜移植术的锯齿形结构（由 Abbot 医用光学仪器公司许可转载）

切割组织，就像为这种类型手术准备患者和移植物一样。如今，有不到 6 个眼库拥有制备这种移植物所需的设备，并且研究尚未证实这种移植物优于传统 PK。

角膜移植手术的最新进展是后弹力

层角膜内皮移植术（DMEK）。这种方法包括移植物制备，是在荷兰发展起来的，但由于患者在较短的时间内可以获得优异的视觉效果而迅速在美国被采用。最初的移植物制备需要将后弹力层与角膜分离，这是非常困难的，如果组织撕裂，移植物就不能使用。然而，初步结果研究表明，75% 的患者在手术后几周内达到 20 / 40 或更好的视力，这是非常令人鼓舞的。全世界的外科医生都在努力复制和改进这些结果，眼库正在为这些非常薄的移植物开发一种可靠的、一致的移植物制备技术。到目前为止，使用 Backgrounds Away 或者潜入式角膜（Submerged cornea using baikgrounds away, SCUBA）浸泡角膜，大泡技术，双通技术，飞秒激光技术（爱荷华狮子眼库）正在被开发和研究。Lie 等描述了后弹力层移植物，它可以从供体角膜移植手术制备并储存额外 3 周时间，还伴有可接受的内皮细胞损失。Studeny 描述了一种新的角膜后板层制备和移植技术，所述角膜后板层是由内皮和带有基质支撑边缘（DMEK-S）的裸后弹力层组成。最近 Murain 等和 Schlötzer-Schrehardt 等，已经介绍了 DMEK 组织制备的可再生技术，其可被眼库技术人员使用。DMEK 移植物的眼库准备节省了外科医生的时间并消除了手术室中组织浪费的风险。

目前，所有的美国眼库都在食品和药物管理局注册并受其监管。20 世纪 90 年代以前，美国的眼部组织管理不是 FDA 关注的焦点，当时 FDA 关注的是两起不涉及眼组织的移植事件：第一，被 AIDS 感染的器官或组织用于移植而导致疾病传播，最终导致 3 名患者于 1991 年死亡。大约在同一时间，FDA 收到报告，受污染的来自其他国家的组织未经充分的检测和筛选就被进口到美国。为了应对这些严重问题，1993 年食品和药物管理局颁布了《人体组织移植暂行办法》，以防止传染病通过移植引入、传播或播散。要求对艾滋病病毒和肝炎进行血清学检测，禁止从其他国家进口，除非满足 FDA 的所有要求，并概述了供体选择标准。其中还包括在任何时候视察任何机构的规定，以及起诉那些可能不允许食品和药物管理局视察的机构的办法。尽管眼部组织不存在相关问题，但它们与皮肤和骨骼一起作为传统的储藏组织而被包括在内。

FDA 的目标是实现疾病传播零风险。实际上，由于对目前可用于传染性疾病如 HIV Ⅰ / Ⅱ、乙型肝炎、丙型肝炎、朊病毒病等的检测手段的特异性和敏感性的限制，没有哪种移植是无风险的。尽管在供体筛选过程中采取了广泛的预防措施，但疾病传播的理论风险始终存在。捐助者排除标准（表 11-2，表 11-3）由 EBAA 的医疗咨询委员会每半年审查一次。当眼库遇到 EBAA 医疗标准或 FDA 未明确描述的情况时，眼库医疗总监通常会联系医疗咨询委员会寻求指导。医务咨询委员会将讨论这些罕见病例，以确定是否需要修订医疗标准中排除捐赠者的标准。随着新信息的可及，目前的标准将被重新评估并将纳入现有实践，以满足这些要求。

尽管采取了各种预防措施，但各个领

域的移植还是出现了不良反应。角膜移植导致的疾病局部或全身传播，以及移植失败被认为是严重的不良事件。2010 年 5 月，世界卫生组织通过了 WHA 63.22 号决议《人体器官移植指导原则》："（7）相互合作收集数据，包括实践过程中出现的不良事件或反应、安全性、质量、功效、流行病学以及捐赠和移植的伦理问题"。这使得一个免费的公共线上图书馆得到发展：www.notifylibrary.org。通过这个在线图书馆，外科医生和患者可以对目前发表的关于不良事件和反应的文献进行分类，它旨在作为全球机构和组织的通信枢纽，在促进信息警戒和监视方面进行合作。

无论病因如何，不良反应都会引起外科医生和眼库的关注。作为移植外科医生，当患者出现不良反应时，最初的焦点是患者。这可能包括细菌培养以识别病原体，确定移植失败的来源，或评估受体可能的系统性疾病。在上述的任何一种情况下，眼库可以在协助外科医生方面发挥关键作用。在局部感染过程中，眼库可能具有可以影响治疗过程的配对组织数据。例如，如果患者在术后早期出现界面浸润，并且外科医生从眼库了解到配对组织移植后培养念珠菌呈阳性，则外科医生可以选择在收到培养结果之前使用抗真菌剂，因为该培养结果可能需要几天至几周，从而通过早期干预增加恢复的机会。在任何不良反应中，眼库是移植外科医生的资源。虽然外科医生可能从未遇到过不良事件，因为它们很少发生，但眼库和医务主任可能在处理具体的不良反应方面具有更多的经

验。如有必要，眼库可以联系 EBAA，这将有助于外科医生和眼库管理不良反应。在极少数情况下，这可能涉及利用疾病预防控制中心和食品和药物管理局提供的服务。外科医生必须向当地的眼库报告所有不良反应。眼库随后将展开调查，并通过在线不良反应报告系统（OARRS）向医疗咨询委员会报告调查结果。通常眼库的调查会涉及移植外科医生，为所涉及的外科医生和患者提供信息和支持。

眼库还用于角膜移植以外的各种手术。不满足细胞计数要求或具有其他缺陷的角膜用于青光眼分流补片移植物、波士顿人工角膜器械放置和构造移植物眼库还可以通过组织的特殊准备或通过为外科医生提供训练用的角膜组织来学习新技术以帮助处理复杂病例。外科医生在拓展新技能和外科技术时，必须与当地的眼库保持联系。眼库可以帮助提高外科手术技能，一些眼库具有可用于实践、培训和研究的设施。随着技术的进步，眼库不仅可以通过提供实践组织和场所来帮助外科医生，还可以通过分享他们对角膜组织质量和生物学行为的见解来帮助外科医生。眼库每天进行与角膜组织相关的工作，并且已经可以熟练地提供相关观点以帮助外科医生最好地利用组织。

眼库还可以提供外科医生可能无法从别处获得的资源，并且外科医生通过与眼库的合作，可以解决病情复杂患者的护理问题。外科医生与眼库合作的一个例子是提供自体血清滴眼剂或称为 ASED。在用尽其他选择后，外科医生认为，在少数患

者中，ASED 是挽救视力的唯一希望，因为血清含有神经生长因子、神经递质、神经营养因子和上皮维持因子。ASED 滴眼液在某种程度上可以为眼提供营养物质，这些营养物质无法从体内获得。由于预期产量低，外科医生无法说服当地血库或药房制造 ASED。在了解情况后，眼库提出了调查方案，看看它们是否能提供帮助。通过对法规（包括州际贸易法）的彻底调查显示，眼库可以为自己州内的患者制作 ASED，但血清不能运出州界。这项服务的费用设定在眼库可以收回成本以及患者可以负担得起滴眼剂的基础上。如今，该眼库每年为 75 名患者提供滴眼剂。从那时起，六家眼库也开始应外科医生的要求制备这些滴眼剂，以治疗持续性上皮缺损、干燥性角膜结膜炎、干燥综合征、史蒂文斯 - 约翰逊综合征、眼表鳞状化生和神经营养性角膜炎。

尽管眼组织是捐赠而来的，而且《联邦统一解剖捐赠法》禁止向捐赠者的家人做出补偿，但要确保移植组织的安全性是需要成本的。获取、评估和分配角膜组织以符合监管要求和外科医生规范的成本由眼库承担。如今，眼库的经费是通过角膜组织补偿和慈善活动两者结合来补贴的。组织费用从医院或流动手术中心支付给眼库，眼库又从第三方（政府和私人保险）获得组织补偿。大约 1/3 的美国眼库是由其他组织赞助的，例如狮子会和大学眼科系，接受帮助支付费用的"实物"服务大多数眼库利用当地慈善机构为其社区非营利组织提供资金。

作为任务的一部分，美国的一些眼库申请组织捐献以用于研究、教育和培训。当眼库收到患者去世的消息后，死者的移植和研究潜力将被评估。有些眼库获得了对所有捐献者进行研究的许可，而另一些眼库则只有在捐献者没有移植潜力的情况下才被允许进行研究。视当前需要而定，眼库随后将恢复整个眼球或角膜。大多数用于研究的角膜组织来自眼库规定的适宜移植年龄之外的捐献者；一些研究供体在可移植范围内，但由于其他原因被认为不适合移植。

由于偿付制度的经济特性，并非所有眼库都回收角膜组织用于研究。通常，大学或更大的眼库会在预算允许和任务规定的情况下回收组织用于研究。研究人员可能会得到资助，并被限制补偿眼库用于研究的组织的回收成本。此外，眼库可提供用于训练的组织，例如当外科医生需要实践新技术时，而很少或不偿还眼库与回收该组织相关的支出。眼库在如何制定科研安排方面是灵活的，一些提供组织，一些提供场所，一些提供最先进的研究设备，医生或其他研究人员可以实际运用这些设施进行短期或长期研究。该研究设施还为客座研究人员提供住房，并附属于相应眼库，以便于获取可用的研究组织。该设施可容纳大学、制药公司和其他需要捐赠的眼组织作为其项目一部分的企业。

随着 FLAK、DSAEK 或 DMAEK 眼库处理的出现，外科医生和眼库联合提出了相关问题并开展了研究。关于节约眼库角膜组织预切割成本的三个里程碑式的研究，医生对眼库预切组织的满意程度和眼库预切割组织的安全性都是医生和眼库进行的联合研究。眼库继续改进其预切割组织的准备工作，通过 EBAA 的两年一次的科学会议，定期与医生和眼库工作者分享研究进展和其他信息。随着新技术的发展，要求移植越来越薄的角膜层，眼库继续发展和完善他们的技术，更多地了解哪些供体最适合哪种手术，并与物理学家合作提供预切割组织。

尽管与现有的证据不符，一些外科医生在接受来自他们眼库的组织之前仍然非常精确地确定供体参数。一些外科医生会要求 40 岁以下的捐献者提供的组织细胞数超过 3000 个，但这一要求缺乏科学的基于预后的数据支持。来自《角膜供体研究》的许多研究未能充分说明外科医生提出这些"挑剔"要求的理由。事实上，《角膜供体研究》已经向我们表明，供体的年龄和术前内皮细胞计数与 5 年移植物存活率无关。符合 EBAA 标准的角膜具有良好的移植存活性，而接受移植的原因对移植存活起着重要作用，Fuchs 角膜营养不良的预后优于人工晶状体角膜水肿或无晶状体角膜水肿。此外，这种选择移植前供体标准的影响不仅是不必要的，而且会导致更高的角膜移植组织总成本。

结论

自 2005 年以来，角膜移植和视力恢复的研究较过去 50 年有了很大的进展。在供体登记、合格性和适宜性测定、移植

用多种移植物类型的制备以及诸如青光眼睫状体移植物的甘油保留角膜新术式和自体血清滴眼剂等方面的改进已经导致比以往更多的视力恢复程序。外科医生是眼库的合作伙伴以恢复视力，如今，眼库是外科医生为患者服务的重要组成部分。随着人工角膜、干细胞培养和基因组织工程的发展，眼库也将在未来继续转型和改变。在过去和将来，角膜外科医生和眼库之间独特的共生关系将促进我们恢复视力和消除角膜盲的集体能力。

遵从伦理要求，Marian Macsai，Cynthia Reed 和 Ashiyana Nariani 宣称他们没有利益冲突。本文作者没有进行动物或人体实验。

参考文献

[1] Bahar I, Kaiserman I, Lange AP, Levinger E, Sansanayudh W, Singal N, Slomovic AR, Rootman DS. Femtosecond laser versus manual dissection for top hat penetrating keratoplasty. Br J Ophthalmol. 2009;93(1):73–8.

[2] Baradaran-Rafi i A, Eslani M. Femtosecond laser-assisted corneal transplantation. Br J Ophthalmol. 2013;97(60): 675–6.

[3] Barraquer J. Important technical details of penetrating keratoplasty. Trans Ophthalmol Soc Aust. 1966;25:15–22.

[4] Bock J. The jubilee of the first successful optic keratoplasty by Eduard Zirm. Wien Klin Wochenschr. 1958;70(21):381–3.

[5] 11 Eye Banking: What the Eye Bank Can Do for You Now 142

[6] Busin M, Patel AK, Scorcia V, Ponzin D. Microkeratomeassisted preparation of ultrathin grafts for Descemet stripping automated

endothelial keratoplasty. Invest Ophthalmol Vis Sci. 2012;53(1):521–4.

［7］Cornea Donor Study Investigator Group. The effect of donor age on corneal transplantation outcome results of the cornea donor study. Ophthalmology. 2008;115(4):620–6.

［8］Cornea Donor Study Investigator Group. Donor risk factors for graft failure in the cornea donor study. Cornea. 2009a;28(9):981–5.

［9］Cornea Donor Study Investigator Group. Recipient risk factors for graft failure in the cornea donor study. Ophthalmology. 2009b;116(6):1023–8.

［10］Croasdale CR, Schwartz GS, Malling JV, Holland EJ. Keratolimbal allograft: recommendations for tissue procurement and preparation by eye banks, and standard surgical technique. Cornea. 1999;18(1):52–8.

［11］Donate Life America Annual Report. Accessed 18 Sept 2013 at http://donatelife.net/wp-content-uploads-2013-FINAL.pdf

［12］09/DLA-Annual-Update-2013-FINAL.pdf . Dubord PJ, Evan DG, Macsai MS, Mannis MJ, Glasser DB, Strong DM, Noël L, Fehily D. Eye banking and corneal transplantation communicable adverse incidents: current status and project NOTIFY. Cornea. 2013;32(8):1155–66.

［13］EBAA medical standards. http://www.restoresight.org/ about-us/ebaa-materials-publications/ . Evaluation of Human Corneas for the North Carolina Eye Bank DSAEK Procedures. Cornea Numbers: 1123-05-01 and 1123-05-02. Protocol number 05PHCENCEB101, Report Number 105. SOP Number 05SHCE-NCEB101. Available from North Carolina Eye Bank, 3900 Westpoint Blvd., Suite F, Winston- Salem, NC 27103; 23 Sept 2005.

［14］Fanko-Gazzari MD. Eyebanking in America. J Ophthalmic Nurs Technol. 1991;10(2):63–5.

［15］Geibel A. Dmek step by step. Asico LLC; 2010. Retrieved from http://www.asico.com/assets/product_brochures/ BR417-10%20-%20

DMEK%20Step%20by%20 Step%20-%20 Dr.%20Ahn.pdf . Glasser DB. Tissue complications during endothelial keratoplasty. Cornea. 2010;29(12):1428–9.

［16］Holland EJ. Epithelial transplantation for the management of severe ocular surface disease. Trans Am Ophthalmol Soc. 1996;94:677–743.

［17］Ignacio TS, Nguyen TB, Chuck RS, Kurtz RM, Sarayba MA. Top hat wound confi -guration for penetrating keratoplasty using the femtosecond laser: a laboratory model. Cornea. 2006;25:336–40.

［18］Kitzmann AS, Goins KM, Reed C, Padnick-Silver L, Macsai MS, Sutphin JE. Eye bank survey of surgeons using precut donor tissue for descemet stripping automated endothelial keratoplasty. Cornea. 2008;6:634–9.

［19］Lee WB, Meinecke E, Varnum B. The evolution of eye banking and corneal transplantation: a symbiotic relationship. Int Ophthalmol Clin. 2013;53(2):115–29.

［20］Lie JT, Birbal R, Ham L, van der Wees J, Melles GR. Donor tissue preparation for Descemet membrane endothelial keratoplasty. J Cataract Refract Surg. 2008;34(9):1578–83.

［21］McCauley MB, Price Jr FW, Price MO. Descemet membrane automated endothelial keratoplasty; hybrid technique combining DSAEK stability with DMEK visual results. J Cataract Refract Surg. 2009;35(10):1659–64.

［22］Melles GR, Eggink FA, Lander F, Pels E, Rietveld FJ, Beekhuis WH, Binder PS. A surgical technique for posterior lamellar keratoplasty. Cornea. 1998;17(6): 618–26.

［23］Melles GR, Ong TS, Ververs B, van der Wees J. Descemet membrane endothelial keratoplasty (DMEK). Cornea. 2006;8:987–90.

［24］Muraine M, Gueudry J, He Z, Piselli S, Lefevre S, Toubeau D. Novel technique for the preparation of corneal grafts fro descemet's membrane endothelial keratoplasty. Am J Ophthalmol. 2013;156:851–9.

［25］Paton RT. History of corneal transplantation. Int Ophthalmol Clin. 1970;10(2):181–6.

［26］Poon AC, Geerling G, Dart JKG, Fraenkel GE, Daniels JT. Autologous serum eyedrops for dry eyes and epithelial defects: clinical and in-vitro toxicity studies. Br J Ophthalmol. 2001;85:1188–97.

［27］Price MO, Price Jr FW. Descemet's stripping and endothelial keratoplasty: comparative outcomes with microkeratome-dissected and manually dissected donor tissue. Ophthalmology. 2006;113:1936–42.

［28］Price MO, Giebel AW, Fairchild KM, Price Jr FW. Descemet's membrane endothelial keratoplasty: prospective multicenter study of visual and refractive outcomes and endothelial survival. Ophthalmology. 2009;116(12):2361–8.

［29］Rauen MP, Goins KM, Sutphin JE, Kitzman AS, Schmidt GA, Wagoner MD. Impact of eye bank lamellar tissue cutting for endothelial keratoplasty on bacterial and fungal corneoscleral donor rim cultures after corneal transplantation. Cornea. 2012;31(4):376.

［30］Schlötzer-Schrehardt U, Bachmann BO, Tourtas T, Cursiefen C, Zenkel M, Rössler K, Kruse FE. Reproducibility of graft preparations in descemet's membrane and endothelial keratoplasty. Ophthalmology. 2013;120(9):1769–77.

［31］Silvera D, Goins K, Sutphin JE; Goins ST. Comparison of visual outcomes, O.R. Effi -ciency, and complication rates of eye bank pre-cut tissue versus intraoperatively cut tissue for DSEK. Federated Societies Scientifi c Session, Las Vegas; 10 Nov 2006.

［32］Steinberg J, Eddy MT, Katz T, Fricke OH, Richard G, Linke SJ. Traumatic wound dehiscence after penetrating keratoplasty: case series and literature review. Eur J Ophthalmol. 2012;22(3):335–41.

［33］Studeny P, Farkas A, Vokrojova M, Liskova P, Jirsova K. Descemet membrane endothelial keratoplasty with a stromal rim (DMEK-S). Br J Ophthalmol. 2010;94(7): 909–14.

［34］Terry MA. Deep lamellar endothelial keratoplasty (DLEK): pursuing the ideal goals of endothelial replacement. Eye. 2003;17:982–8. M.S. Macsai et al. 143

［35］Thomas CI, Purnell EW. Prevention and management of early and late complications of keratoplasty (penetrating and lamellar). An analysis of 120 consecutive cases. Am J Ophthalmol. 1965;60(3):385–405.

［36］Tsubota K, Goto E, Fujita H, et al. Treatment of dry eye by autologous serum application in Sjogren's syndrome. Br J Ophthalmol. 1999a;83:390–5.

［37］Tsubota K, Goto E, Shimmura S, Shimazaki J. Treatment of persistent corneal epithelial defect by autologous serum application. Ophthalmology. 1999b;106:1984–9.

［38］U.S. Department of Health and Human Services Food and Drug Administration. Guidance for industry: eligibility determination for donors of human cells, tissues, and cellular and tissue-based products. Center for Biologics Evaluation and Research : August 2007.

［39］Accessed 28 Aug 2013 at http://www.fda.gov/BiologicsBloodVaccines/GuidanceComplianceRegulatoryInformation/Guidances/Tissue/ucm073964.htm . Whitcher JP, Srinivasan M, Upadhyay MP. Corneal blindness: a global perspective. Bull World Health Organ. 2001;79(3):214–21.

［40］Woodward MA, Ross KW, Requard JJ, Sugar A, Shtein RM. Impact of surgeon acceptance parameters on cost and availability of corneal donor tissue for transplantation. Cornea. 2013;32(6):737–40.